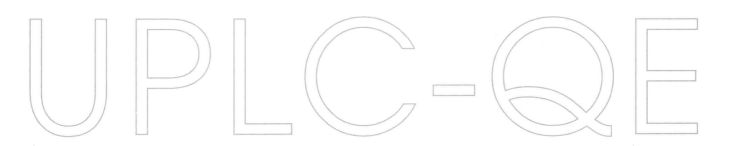

食品中危害物
液相色谱－四极杆－静电场轨道阱
高分辨质谱图集

食源性兴奋剂

主　编　姜洁
副主编　耿健强　张丽华　毛婷

U0189652

中国轻工业出版社

图书在版编目（CIP）数据

食品中危害物液相色谱－四极杆－静电场轨道阱高分辨
质谱图集：食源性兴奋剂/姜洁主编 . —北京：中国
轻工业出版社，2023.10
ISBN 978－7－5184－4549－3

Ⅰ . ①食…　Ⅱ . ①姜…　Ⅲ . ①兴奋剂—色谱—质谱—
图集　Ⅳ . ①R971－64

中国国家版本馆 CIP 数据核字（2023）第 175848 号

责任编辑：罗晓航
策划编辑：罗晓航　　　责任终审：劳国强　　封面设计：锋尚设计
版式设计：砚祥志远　　责任校对：晋　洁　　责任监印：张　可

出版发行：中国轻工业出版社（北京东长安街 6 号，邮编：100740）
印　　刷：三河市国英印务有限公司
经　　销：各地新华书店
版　　次：2023 年 10 月第 1 版第 1 次印刷
开　　本：889×1194　1/16　印张：19.5
字　　数：550 千字
书　　号：ISBN 978-7-5184-4549-3　定价：198.00 元
邮购电话：010-65241695
发行电话：010-85119835　传真：85113293
网　　址：http://www.chlip.com.cn
Email：club@chlip.com.cn
如发现图书残缺请与我社邮购联系调换
230379K1X101ZBW

本书编写人员

主 编 姜洁

副 主 编 耿健强 张丽华 毛婷

参编人员（以姓氏拼音排序）

杜建萍 葛鸽 郭蕊 李龙 刘慧 刘然

邵瑞婷 史海良 史娜 孙蕊 孙晓冬 王羽

吴燕涛 杨红梅 杨丽梅 张杉

前　言

兴奋剂是竞技体育最敏感的话题，直接关系国家形象和荣誉。习近平总书记强调，要坚决推进反兴奋剂斗争，坚决做到兴奋剂问题"零出现""零容忍"。兴奋剂既可来自药品，也可来自食品。食源性兴奋剂风险防控是大型赛事食品安全保障工作独有的内容，也是最核心、最关键的部分，使命光荣，职责重大。

相较于日常食品安全风险识别，食源性兴奋剂风险识别具有标准高、难度大、时效性强的特点。北京市食品检验研究院（北京市食品安全监控和风险评估中心）姜洁博士团队勇担重任，自 2006 年开始依托多项国家级、省部级科研课题，借助国家市场监管重点实验室（食品安全重大综合保障关键技术）和市场监管总局重点领域创新团队（重大赛事食源性兴奋剂检验和防控关键技术研究及示范应用）科技创新平台，率先对食源性兴奋剂风险识别进行了系统研究，并直接参与了 2008 年北京奥运会、2015 年北京国际田联世界田径锦标赛、2019 年国际篮联篮球世界杯、2022 年北京冬季奥运会等重大赛事，不断在实战中提升完善，建立了一整套先进、高效、准确、可靠的食源性兴奋剂风险识别技术。

随着我国日益走向世界舞台中央，越来越多的大型赛事将在我国各地举办。姜洁博士团队迫切地希望将食品中 139 种食源性兴奋剂高分辨质谱图集这一研究成果与广大食品安全技术保障工作者共享交流，交出更多的食源性兴奋剂风险防控的优异答卷。

编　者
2023 年 8 月

目　录

（以中文名首字的汉语拼音排序）

第一部分
仪器分析参考条件

本书对食品中139种食源性兴奋剂的高分辨质谱谱图进行了汇编。所列数据、谱图均通过本实验室对相应标准物质的采集获取。具体实验条件如下：

1. 仪器

超高效液相色谱－四极杆－静电场轨道阱高分辨质谱（UPLC－QE－Orbitrap MS）

2. 液相色谱条件

液相色谱柱：Agilent Eclipse Plus C18 RRHD（50mm×2.1mm，1.8μm）。

流速：0.3mL/min。

柱温：30℃。

进样量：5μL。

样品室温度：10℃。

流动相：正离子模式：A 为 0.1%（体积分数）甲酸水溶液；B 为乙腈。

负离子模式：A 为 5mmol/L 乙酸铵水溶液；B 为乙腈。

梯度洗脱条件：

时间/min	流动相 A/%	流动相 B/%
0	95	5
0.5	95	5
3.5	5	95
3.8	5	95
4.8	95	5
5.0	95	5

3. 质谱条件

加热电喷雾离子源（HESI）；喷雾电压 3.5kV（正离子模式），喷雾电压 -3.0kV（负离子模式）；离子传输管温度 350℃；扫描模式：一级母离子全扫描/平行反应监测离子扫描（Full MS/PRM）；一级扫描范围质荷比（m/z）100~750（正模式），m/z 100~700（负模式）；一级质谱扫描分辨率 60000，二级扫描分辨率 30000；归一化碰撞能量（NCE）10、35、55eV。

第二部分

化合物性质及图谱

一、蛋白同化制剂

　　蛋白同化制剂（Anabolic agents）包括勃地酮、表睾酮、美雄酮、克仑特罗、莱克多巴胺等，又称同化激素，俗称合成类固醇，是合成代谢类药物。这类药物的主要生理作用是促进蛋白质的合成和减少氨基酸分解，可促进肌肉生长和体重增加，提高骨骼肌和力量增长，但这需要以摄入适量的蛋白质为条件。蛋白同化制剂还能促进红细胞生成、增强免疫功能和抗感染能力等。运动员使用蛋白同化制剂来促进红细胞生成，增加血红蛋白的浓度和血容量，提高力量和耐力，增加体重，或者在主动或被动减体时保持肌肉体积，加快训练后恢复，从而提高运动成绩。然而，使用蛋白同化药物通常会带来严重的健康风险，包括肝损伤、心血管疾病和精神疾病，如过量摄入可能会导致肾脏和消化系统问题，而且对于某些人群可能会有过敏反应等。

　　当今滥用合成类固醇已跃居兴奋剂使用的首位，《世界反兴奋剂条例　国际标准　禁用清单》（2023年）S1 中明确将蛋白同化制剂列为禁用物质，规定为所有场合禁用（赛内和赛外）。

1 苯丙酸诺龙
(Nandrolone phenylpropionate)

（1）化合物信息

中文名	苯丙酸诺龙
别名	苯丙酸去甲睾酮
CAS 登录号	62 – 90 – 8
分子式	$C_{27}H_{34}O_3$
结构式	
单一同位素相对分子质量	406. 2508
离子加合形式	ESI 源，$[M + H]^+$
色谱保留时间	4. 66min

（2）提取离子流色谱图

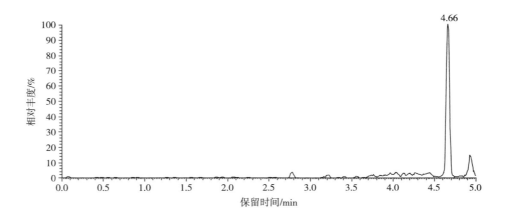

（3）母离子质谱图

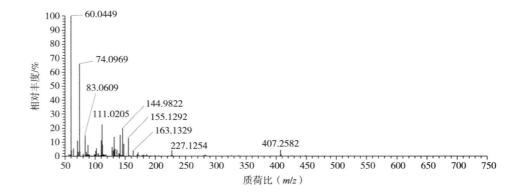

（4）子离子质谱图

①碰撞能量 10eV

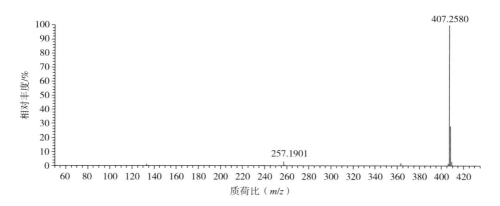

②碰撞能量 35eV

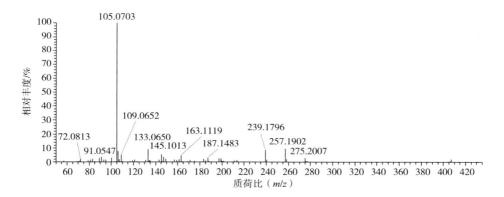

③碰撞能量 55eV

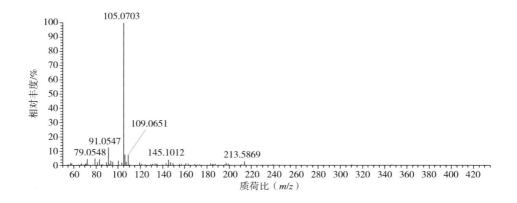

2 苯甲酸雌二醇
(Estradiol benzoate)

（1）化合物信息

中文名	苯甲酸雌二醇
别名	—
CAS 登录号	50－50－0
分子式	$C_{25}H_{28}O_3$
结构式	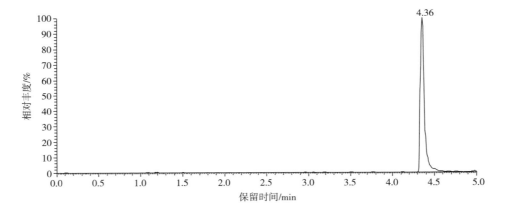
单一同位素相对分子质量	376.2039
离子加合形式	ESI 源，$[M+H]^+$
色谱保留时间	4.36min

（2）提取离子流色谱图

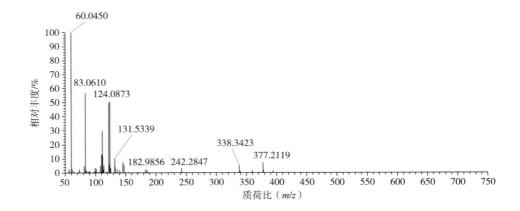

（3）母离子质谱图

（4）子离子质谱图

①碰撞能量 10eV

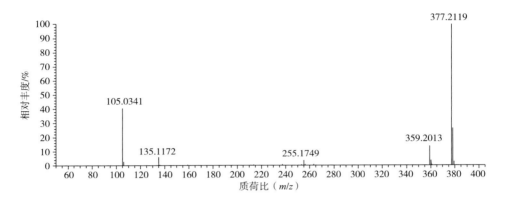

②碰撞能量 35eV

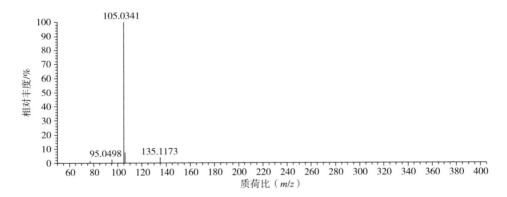

③碰撞能量 55eV

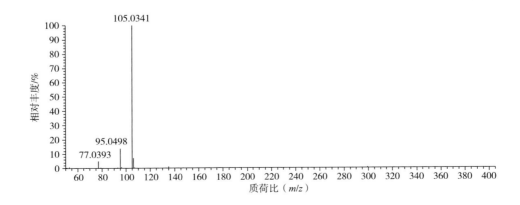

3 表睾酮
(Epitestosterone)

（1）化合物信息

中文名	表睾酮
别名	17α – 表睾酮
CAS 登录号	481 – 30 – 1
分子式	$C_{19}H_{28}O_2$
结构式	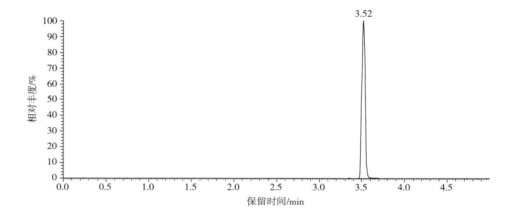
单一同位素相对分子质量	288. 2089
离子加合形式	ESI 源，［M + H］⁺
色谱保留时间	3. 52min

离子加合形式 | ESI 源，$[M+H]^+$

（2）提取离子流色谱图

（3）母离子质谱图

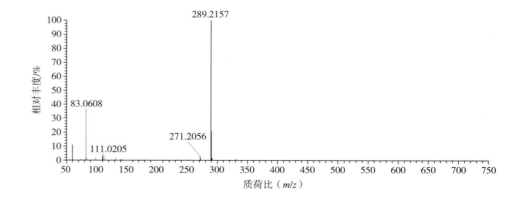

（4）子离子质谱图

①碰撞能量 10eV

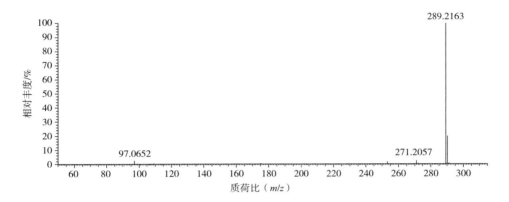

②碰撞能量 35eV

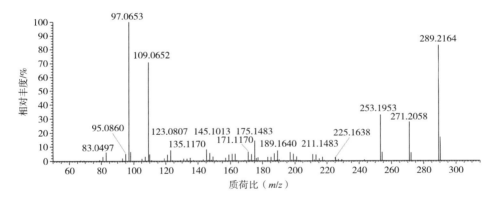

③碰撞能量 55eV

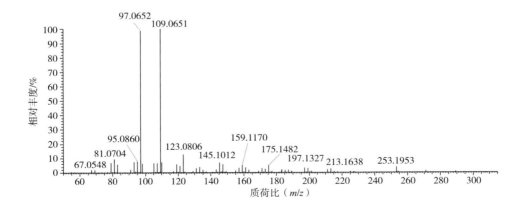

4 丙酸睾酮
(Testosterone propionate)

（1）化合物信息

中文名	丙酸睾酮
别名	丙酸睾丸素、丙酸睾丸酮
CAS 登录号	57 – 85 – 2
分子式	$C_{22}H_{32}O_3$
结构式	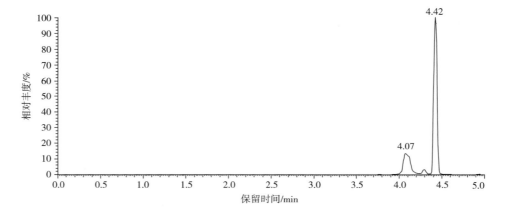
单一同位素相对分子质量	344. 2351
离子加合形式	ESI 源，$[M+H]^+$
色谱保留时间	4. 42min

（2）提取离子流色谱图

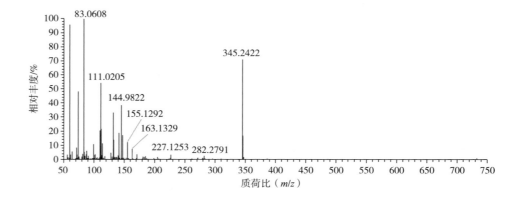

（3）母离子质谱图

（4）子离子质谱图

①碰撞能量10eV

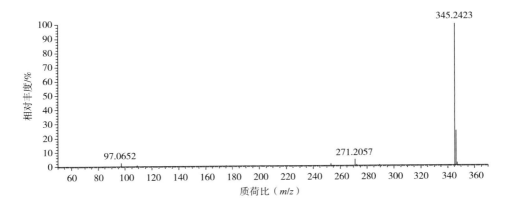

②碰撞能量35eV

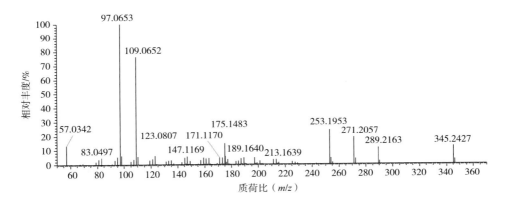

③碰撞能量55eV

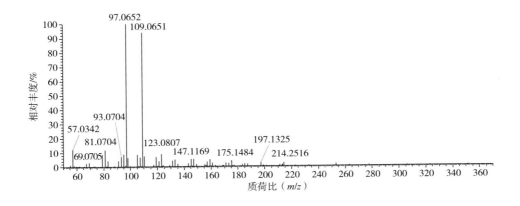

5 丙酸诺龙
(Nandrolone propionate)

（1）化合物信息

中文名	丙酸诺龙
别名	—
CAS 登录号	7207 – 92 – 3
分子式	C_{21}H_{30}O_3
结构式	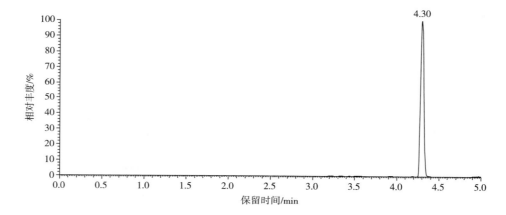
单一同位素相对分子质量	330.2195
离子加合形式	ESI 源，[M + H]^+
色谱保留时间	4.30min

（2）提取离子流色谱图

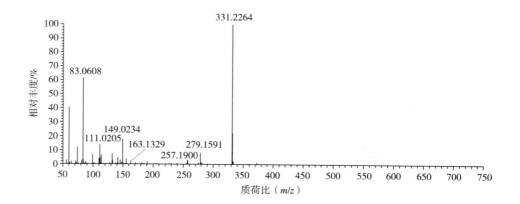

（3）母离子质谱图

（4）子离子质谱图

①碰撞能量 10eV

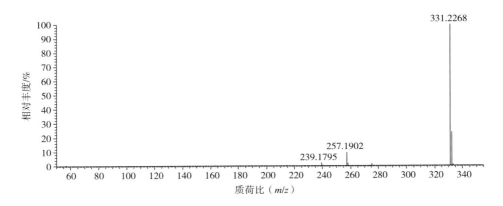

②碰撞能量 35eV

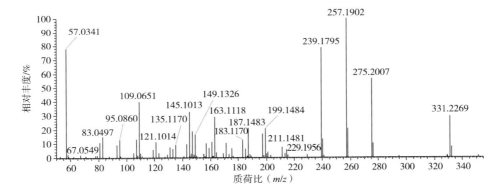

③碰撞能量 55eV

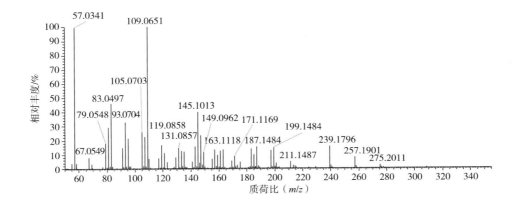

6 勃地酮
(Boldenone)

（1）化合物信息

中文名	勃地酮
别名	宝丹酮、去氢睾酮、去氢睾丸素
CAS 登录号	846 - 48 - 0
分子式	$C_{19}H_{26}O_2$
结构式	
单一同位素相对分子质量	286.1933
离子加合形式	ESI 源，$[M+H]^+$
色谱保留时间	3.19min

（2）提取离子流色谱图

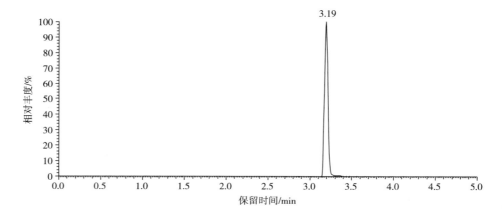

（3）母离子质谱图

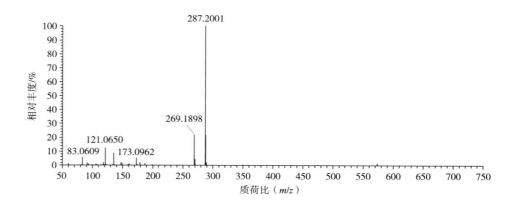

（4）子离子质谱图

①碰撞能量 10eV

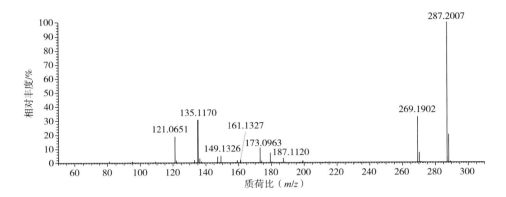

②碰撞能量 35eV

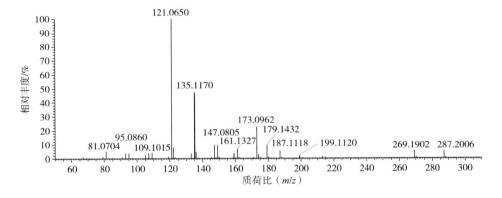

③碰撞能量 55eV

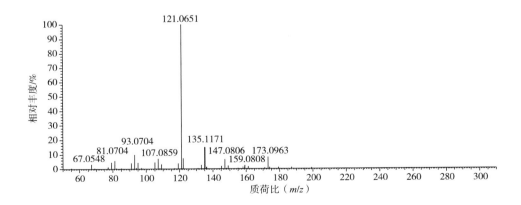

7 雌三醇
(Estriol)

（1）化合物信息

中文名	雌三醇
别名	雌激素三醇
CAS 登录号	50 – 27 – 1
分子式	$C_{18}H_{24}O_3$
结构式	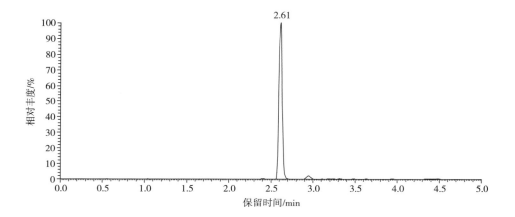
单一同位素相对分子质量	288.3814
离子加合形式	ESI 源，[M + H]$^+$
色谱保留时间	2.61min

（2）提取离子流色谱图

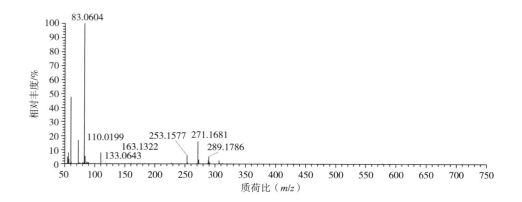

（3）母离子质谱图

食品中危害物液相色谱－四极杆－静电场轨道阱高分辨质谱图集：
食源性兴奋剂

（4）子离子质谱图

①碰撞能量 10eV

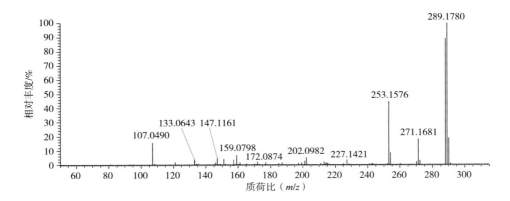

②碰撞能量 35eV

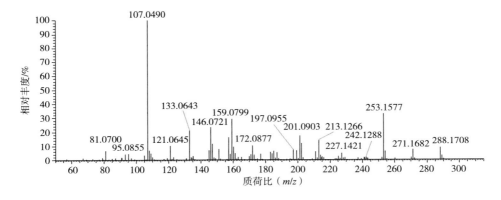

③碰撞能量 55eV

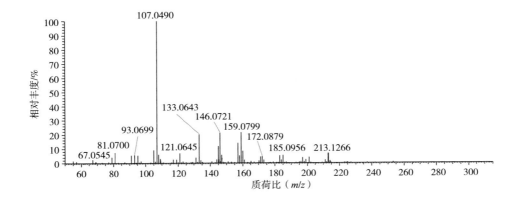

8 氟甲睾酮 (Fluoxymesterone)

（1）化合物信息

中文名	氟甲睾酮
别名	氟羟甲基睾丸酮、氟羟甲基睾丸素
CAS 登录号	76 – 43 – 7
分子式	$C_{20}H_{29}FO_3$
结构式	
单一同位素相对分子质量	336. 2101
离子加合形式	ESI 源，$[M+H]^+$
色谱保留时间	3. 05min

（2）提取离子流色谱图

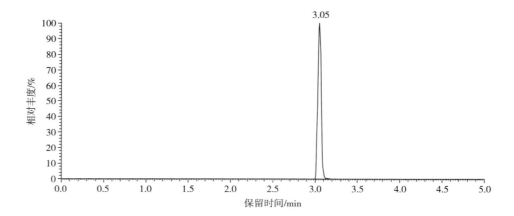

（3）母离子质谱图

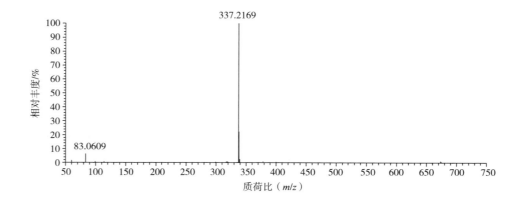

（4）子离子质谱图

①碰撞能量 10eV

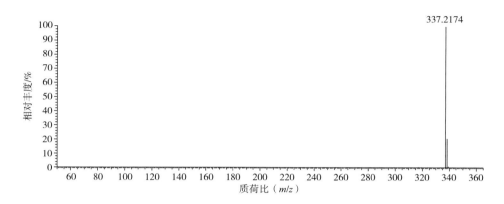

②碰撞能量 35eV

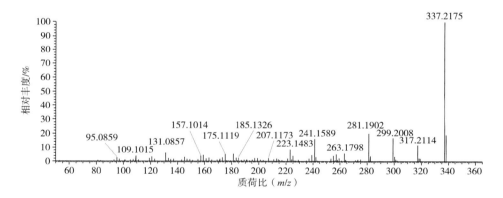

③碰撞能量 55eV

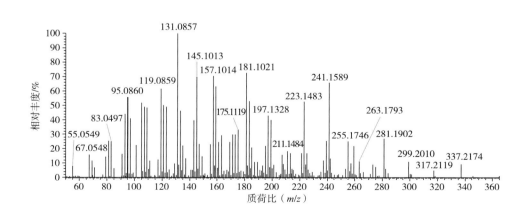

（1）化合物信息

中文名	黄体酮
别名	孕酮、孕烯二酮
CAS 登录号	57 – 83 – 0
分子式	$C_{21}H_{30}O_2$
结构式	
单一同位素相对分子质量	314.2246
离子加合形式	ESI 源，$[M+H]^+$
色谱保留时间	3.93min

（2）提取离子流色谱图

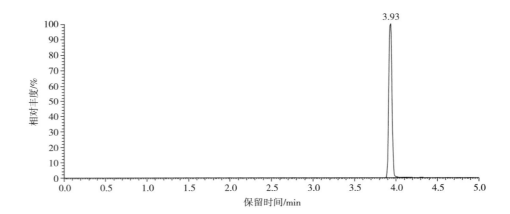

（3）母离子质谱图

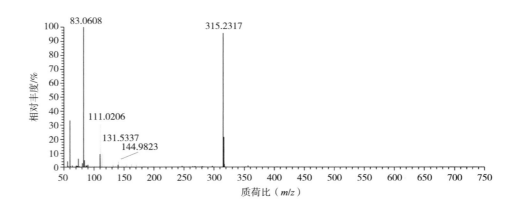

（4）子离子质谱图

①碰撞能量 10eV

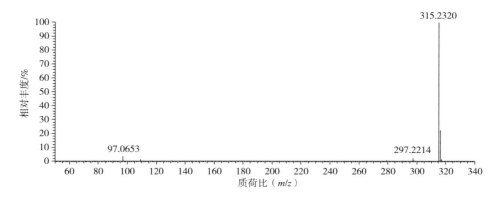

②碰撞能量 35eV

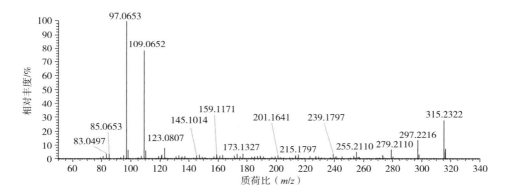

③碰撞能量 55eV

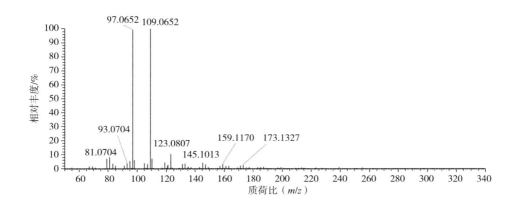

10 己二烯雌酚
(Dienestrol)

（1）化合物信息

中文名	己二烯雌酚
别名	双烯雌酚、2,3 - 二苯酚丁二烯
CAS 登录号	84 - 17 - 3
分子式	$C_{18}H_{18}O_2$
结构式	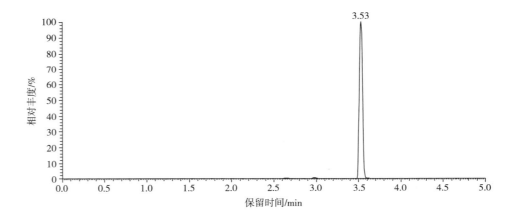
单一同位素相对分子质量	266.3343
离子加合形式	ESI 源，[M + H]$^+$
色谱保留时间	3.53min

（2）提取离子流色谱图

（3）母离子质谱图

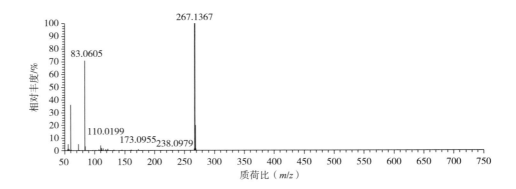

（4）子离子质谱图

①碰撞能量 10eV

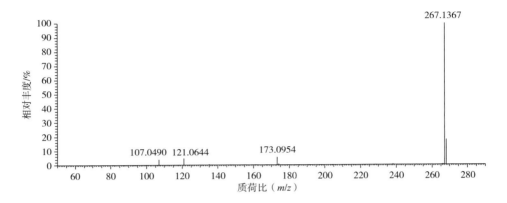

②碰撞能量 35eV

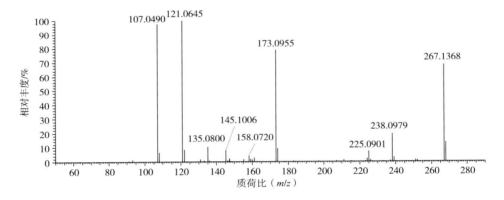

③碰撞能量 55eV

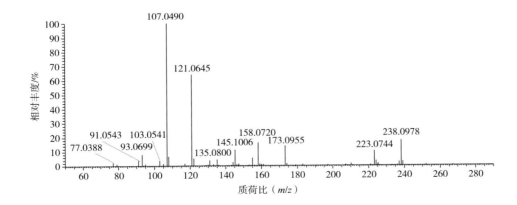

11 甲睾酮
(Methyltestosterone)

（1）化合物信息

中文名	甲睾酮
别名	甲基睾酮
CAS 登录号	58 – 18 – 4
分子式	$C_{20}H_{30}O_2$
结构式	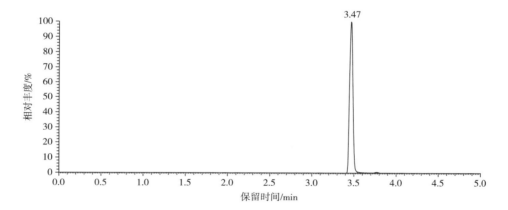
单一同位素相对分子质量	302. 2246
离子加合形式	ESI 源，$[M+H]^+$
色谱保留时间	3. 47min

（2）提取离子流色谱图

（3）母离子质谱图

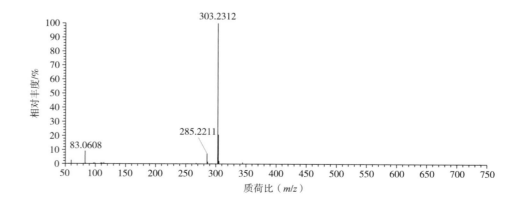

（4）子离子质谱图

①碰撞能量 10eV

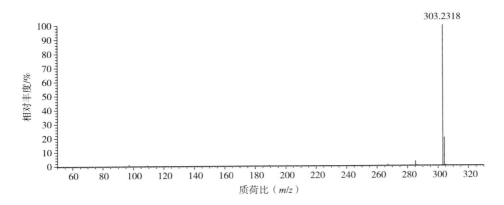

②碰撞能量 35eV

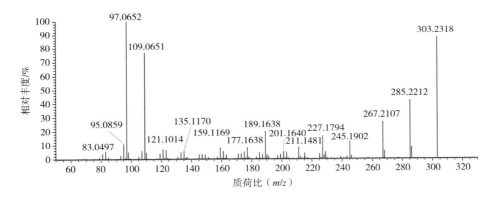

③碰撞能量 55eV

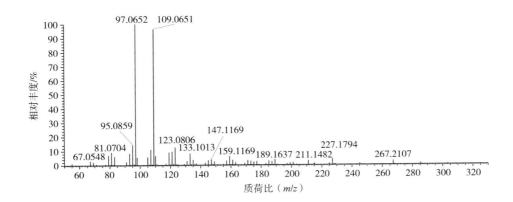

12 克仑特罗
(Clenbuterol)

（1）化合物信息

中文名	克仑特罗
别名	—
CAS 登录号	37148 – 27 – 9
分子式	$C_{12}H_{18}Cl_2N_2O$
结构式	
单一同位素相对分子质量	276.0796
离子加合形式	ESI 源，$[M+H]^+$
色谱保留时间	0.49min

（2）提取离子流色谱图

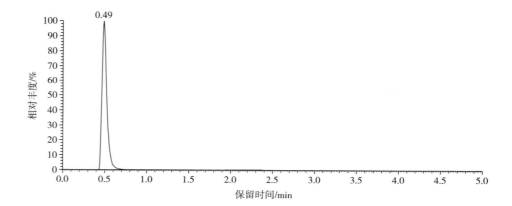

（3）母离子质谱图

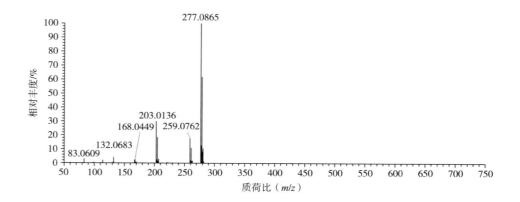

（4）子离子质谱图

①碰撞能量 10eV

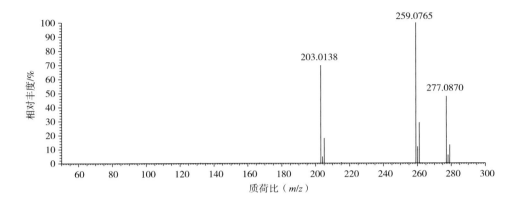

②碰撞能量 35eV

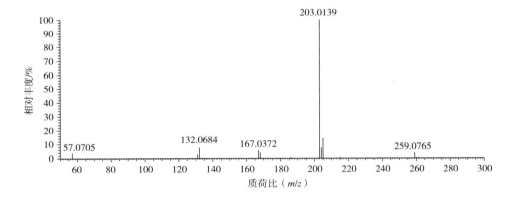

③碰撞能量 55eV

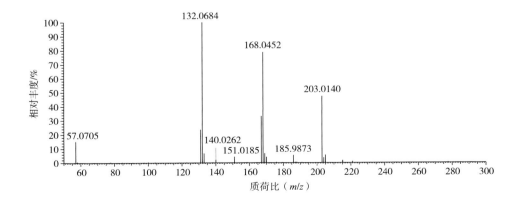

13 莱克多巴胺
(Ractopamine)

（1）化合物信息

中文名	莱克多巴胺
别名	雷托巴胺
CAS 登录号	97825 – 25 – 7
分子式	$C_{18}H_{23}NO_3$
结构式	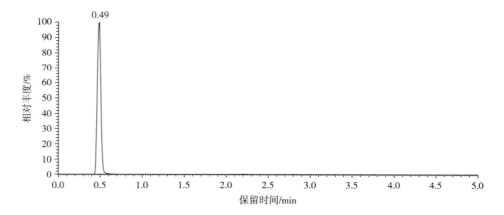
单一同位素相对分子质量	301. 1678
离子加合形式	ESI 源，$[M+H]^+$
色谱保留时间	0. 49min

（2）提取离子流色谱图

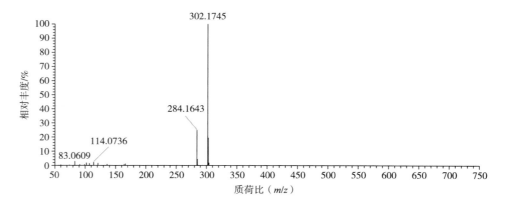

（3）母离子质谱图

（4）子离子质谱图

①碰撞能量 10eV

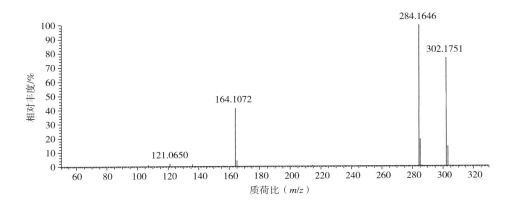

②碰撞能量 35eV

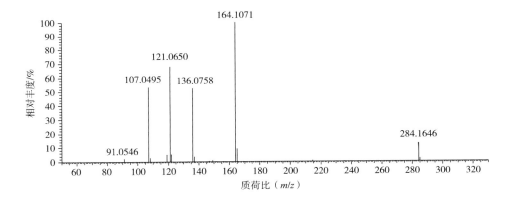

③碰撞能量 55eV

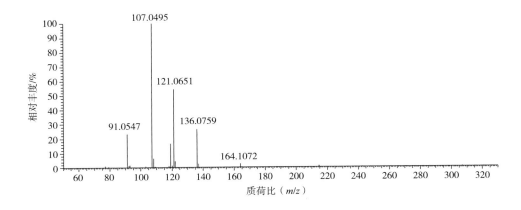

14 美替诺龙
(Metenolone)

（1）化合物信息

中文名	美替诺龙
别名	甲基异睾酮
CAS 登录号	153 – 00 – 4
分子式	C$_{20}$H$_{30}$O$_2$
结构式	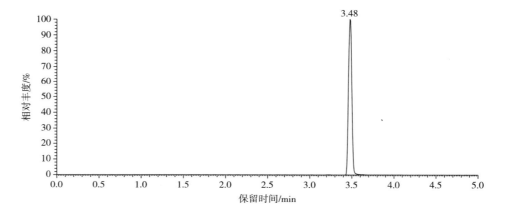
单一同位素相对分子质量	302. 2246
离子加合形式	ESI 源，［M + H］$^+$
色谱保留时间	3. 48min

（2）提取离子流色谱图

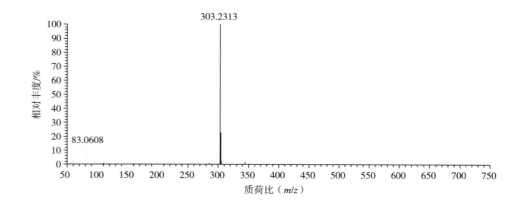

（3）母离子质谱图

（4）子离子质谱图

①碰撞能量10eV

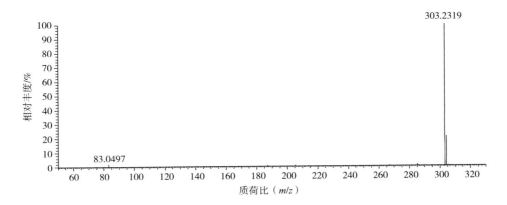

②碰撞能量35eV

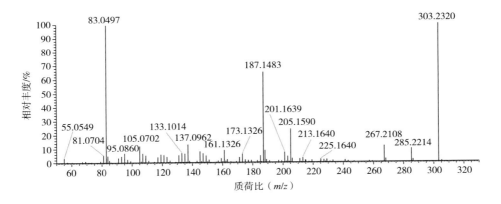

③碰撞能量55eV

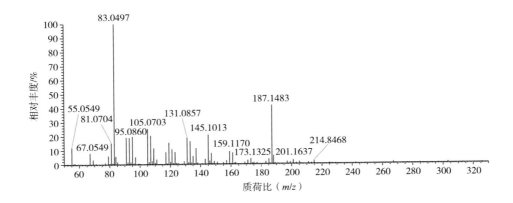

15 美雄酮
(Metandienone)

（1）化合物信息

中文名	美雄酮
别名	大力补、去氢甲睾酮、17β – 羟基 – 17α – 甲基雄甾 – 1,4 – 二烯 – 3 – 酮
CAS 登录号	72 – 63 – 9
分子式	C$_{20}$H$_{28}$O$_2$
结构式	
单一同位素相对分子质量	300.2089
离子加合形式	ESI 源，[M + H]$^+$
色谱保留时间	3.29min

（2）提取离子流色谱图

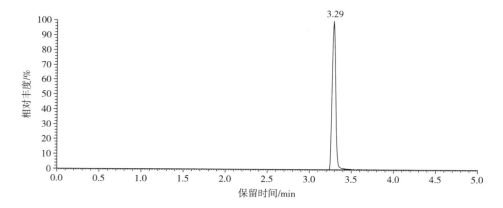

（3）母离子质谱图

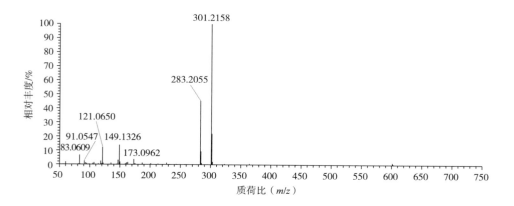

（4）子离子质谱图

①碰撞能量 10eV

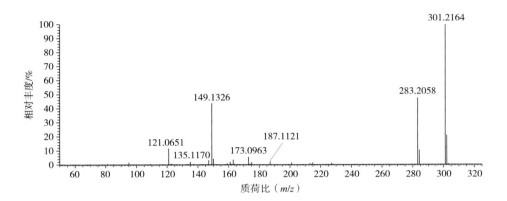

②碰撞能量 35eV

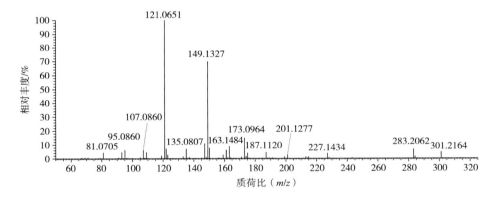

③碰撞能量 55eV

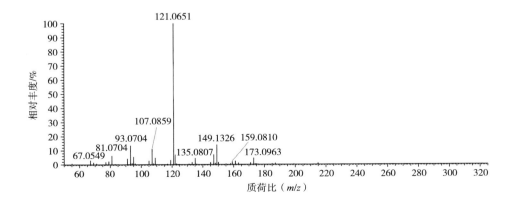

16 诺龙
(Nandrolone)

（1）化合物信息

中文名	诺龙
别名	19 – 去甲睾酮
CAS 登录号	434 – 22 – 0
分子式	$C_{18}H_{26}O_2$
结构式	
单一同位素相对分子质量	274.1933
离子加合形式	ESI 源，$[M+H]^+$
色谱保留时间	3.24min

（2）提取离子流色谱图

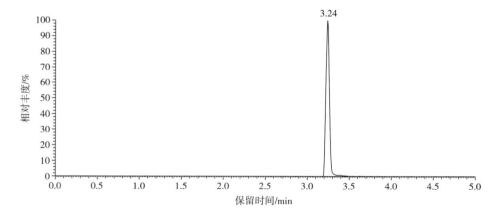

（3）母离子质谱图

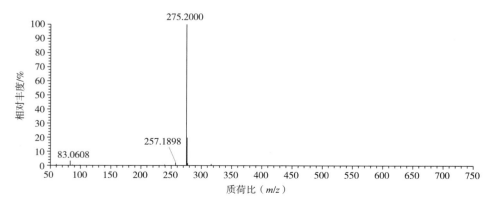

（4）子离子质谱图

　①碰撞能量 10eV

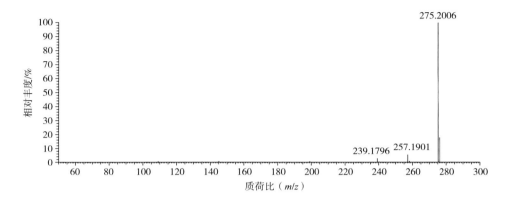

　②碰撞能量 35eV

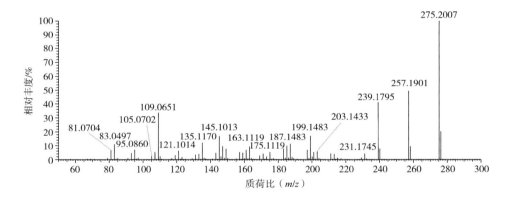

　③碰撞能量 55eV

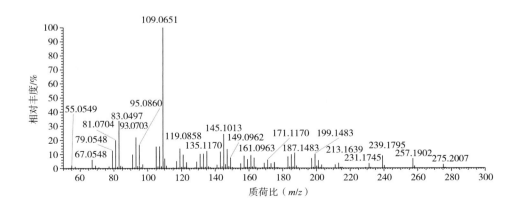

17 普拉睾酮
(Prasterone)

（1）化合物信息

中文名	普拉睾酮
别名	脱氢表雄酮、3β-羟基雄甾-5-烯-17-酮
CAS 登录号	53-43-0
分子式	$C_{19}H_{28}O_2$
结构式	
单一同位素相对分子质量	288.2089
离子加合形式	ESI 源，$[M+H]^+$
色谱保留时间	3.46min

（2）提取离子流色谱图

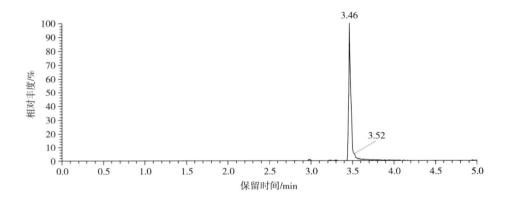

（3）母离子质谱图

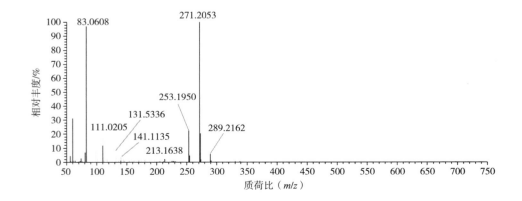

（4）子离子质谱图

①碰撞能量 10eV

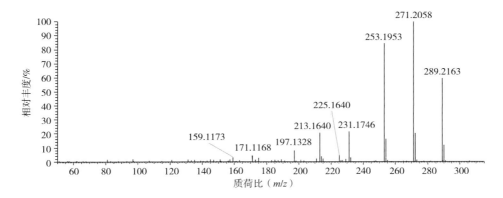

②碰撞能量 35eV

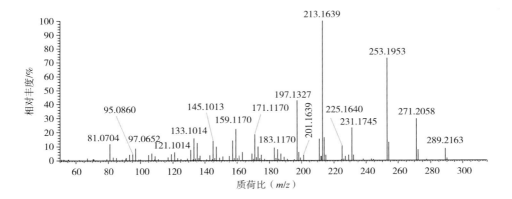

③碰撞能量 55eV

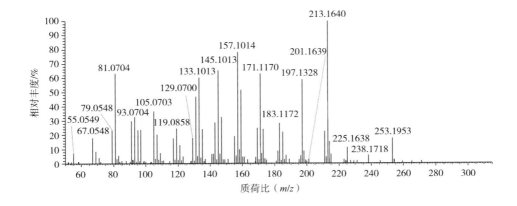

18 齐帕特罗
(Zilpaterol)

（1）化合物信息

中文名	齐帕特罗
别名	—
CAS 登录号	117827 – 79 – 9
分子式	$C_{14}H_{19}N_3O_2$
结构式	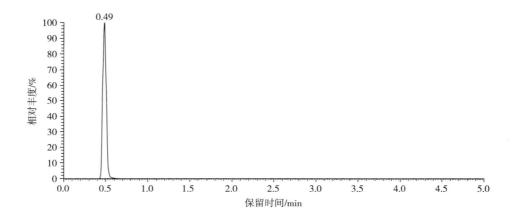
单一同位素相对分子质量	261.1477
离子加合形式	ESI 源，[M + H]$^+$
色谱保留时间	0.49min

（2）提取离子流色谱图

（3）母离子质谱图

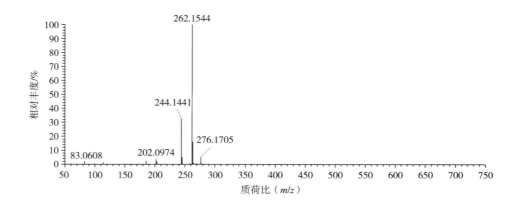

（4）子离子质谱图

①碰撞能量 10eV

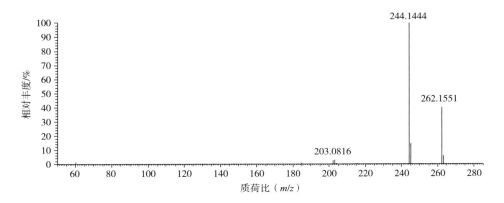

②碰撞能量 35eV

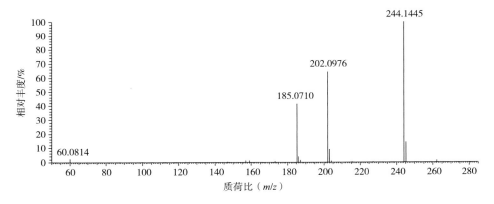

③碰撞能量 55eV

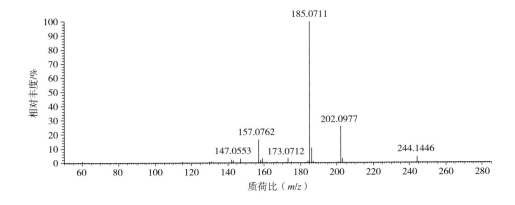

19 羟甲烯龙
(Oxymetholone)

（1）化合物信息

中文名	羟甲烯龙
别名	康复龙
CAS 登录号	434 - 07 - 1
分子式	$C_{21}H_{32}O_3$
结构式	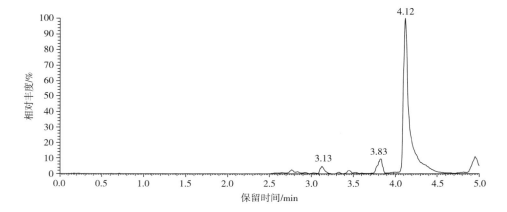
单一同位素相对分子质量	332. 2351
离子加合形式	ESI 源，$[M+H]^+$
色谱保留时间	4. 12min

（2）提取离子流色谱图

（3）母离子质谱图

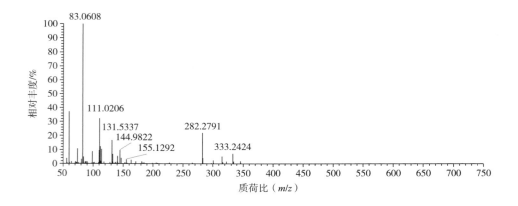

（4）子离子质谱图

①碰撞能量 10eV

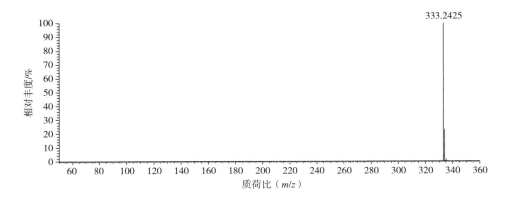

②碰撞能量 35eV

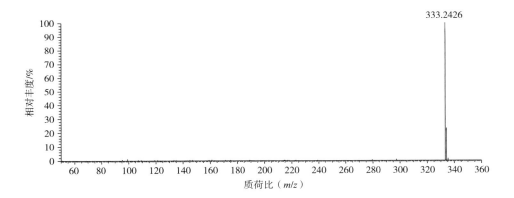

③碰撞能量 55eV

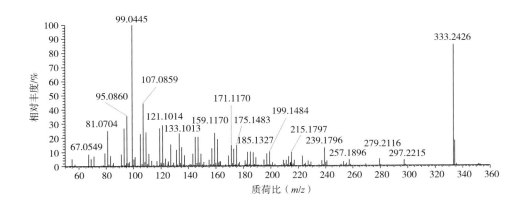

20 群勃龙
(Trenbolone)

（1）化合物信息

中文名	群勃龙
别名	17β-羟基雌甾-4,9,11-三烯-3-酮、去甲雄三烯醇酮、孕三烯酮
CAS 登录号	10161-33-8
分子式	$C_{18}H_{22}O_2$
结构式	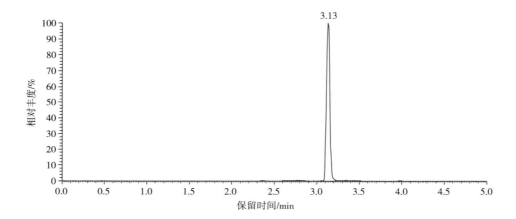
单一同位素相对分子质量	270.1620
离子加合形式	ESI 源，[M+H]$^+$
色谱保留时间	3.13min

（2）提取离子流色谱图

（3）母离子质谱图

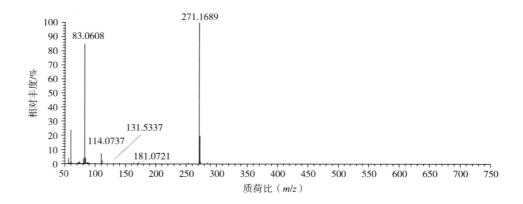

（4）子离子质谱图

①碰撞能量10eV

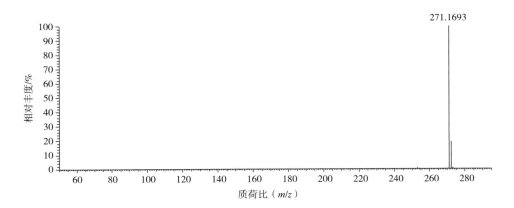

②碰撞能量35eV

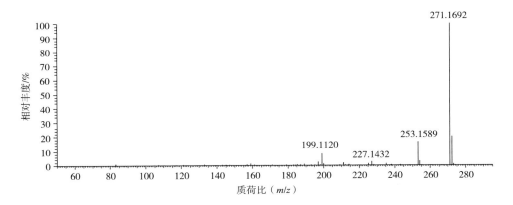

③碰撞能量55eV

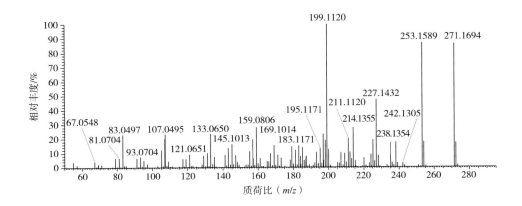

21 司坦唑醇
(Stanozolol)

（1）化合物信息

中文名	司坦唑醇
别名	康力龙、康立龙、吡唑甲氢龙、吡唑甲基睾丸素、康九龙
CAS 登录号	10418 - 03 - 8
分子式	$C_{21}H_{32}N_2O$
结构式	
单一同位素相对分子质量	328.2515
离子加合形式	ESI 源，[M + H]$^+$
色谱保留时间	3.23min

（2）提取离子流色谱图

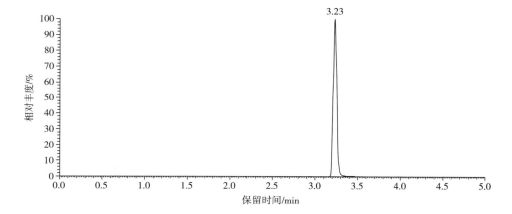

（3）母离子质谱图

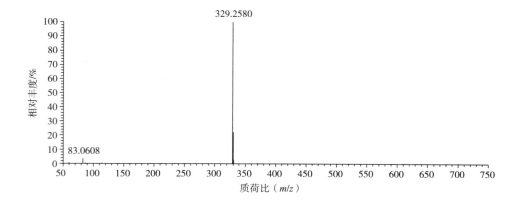

（4）子离子质谱图

①碰撞能量10eV

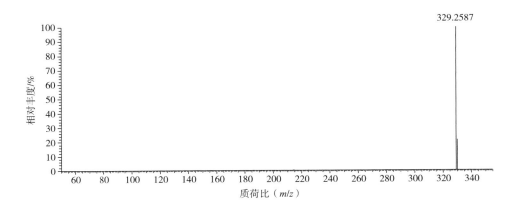

②碰撞能量35eV

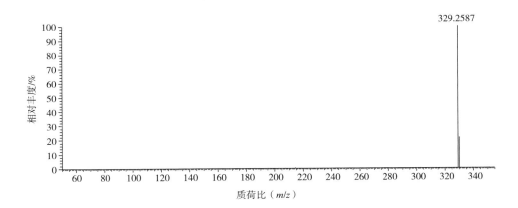

③碰撞能量55eV

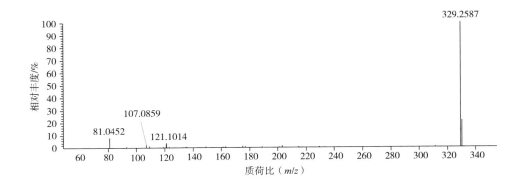

22 雄诺龙
(Androstanolone)

（1）化合物信息

中文名	雄诺龙
别名	5α – 双氢睾酮、17β – 羟基 – 5α – 雄烷 – 3 – 酮、雄烯醇酮
CAS 登录号	521 – 18 – 6
分子式	C₁₉H₃₀O₂
结构式	
单一同位素相对分子质量	290.2246
离子加合形式	ESI 源，[M + H]⁺
色谱保留时间	3.61 min

分子式 $C_{19}H_{30}O_2$

单一同位素相对分子质量 290.2246

离子加合形式 ESI 源，$[M + H]^+$

色谱保留时间 3.61 min

（2）提取离子流色谱图

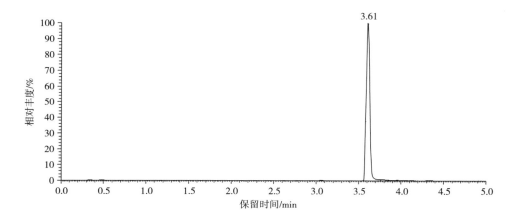

（3）母离子质谱图

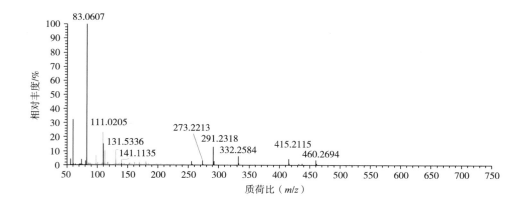

（4）子离子质谱图

　①碰撞能量 10eV

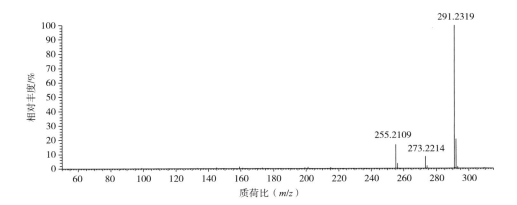

　②碰撞能量 35eV

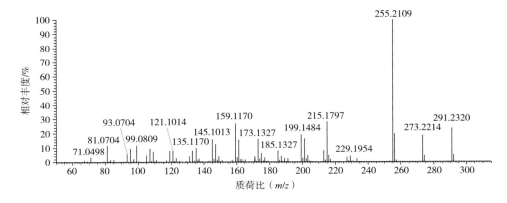

　③碰撞能量 55eV

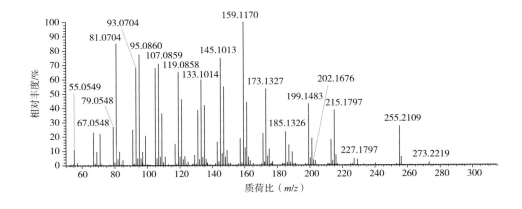

23 氧雄龙
(Oxandrolone)

（1）化合物信息

中文名	氧雄龙
别名	氧甲氢龙
CAS 登录号	53 – 39 – 4
分子式	C₁₉H₃₀O₃
结构式	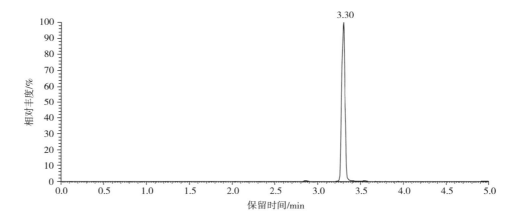
单一同位素相对分子质量	306.2195
离子加合形式	ESI 源，［M + H］⁺
色谱保留时间	3.30min

分子式为 $C_{19}H_{30}O_3$

（2）提取离子流色谱图

（3）母离子质谱图

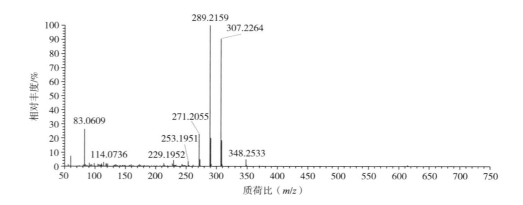

（4）子离子质谱图

①碰撞能量10eV

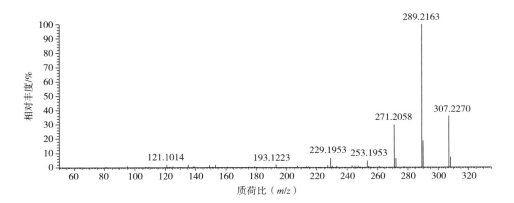

②碰撞能量35eV

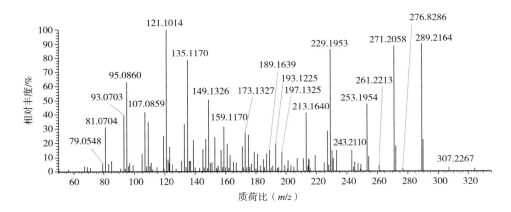

③碰撞能量55eV

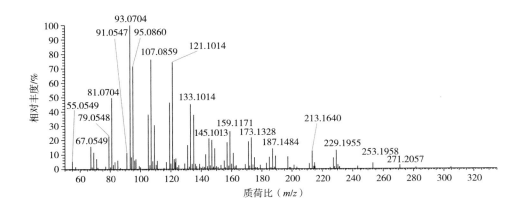

24 玉米赤霉酮
(Zearalanone)

（1）化合物信息

中文名	玉米赤霉酮
别名	—
CAS 登录号	5975 - 78 - 0
分子式	$C_{18}H_{24}O_5$
结构式	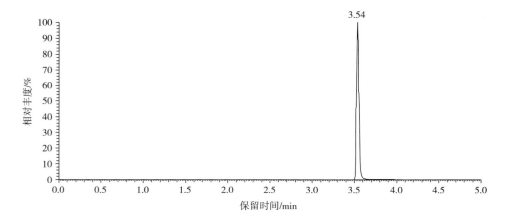
单一同位素相对分子质量	320. 1624
离子加合形式	ESI 源，$[M+H]^+$
色谱保留时间	3. 54min

（2）提取离子流色谱图

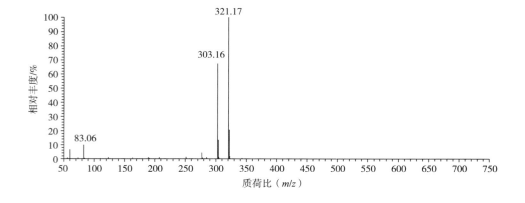

（3）母离子质谱图

食品中危害物液相色谱 - 四极杆 - 静电场轨道阱高分辨质谱图集：
食源性兴奋剂

（4）子离子质谱图

①碰撞能量10eV

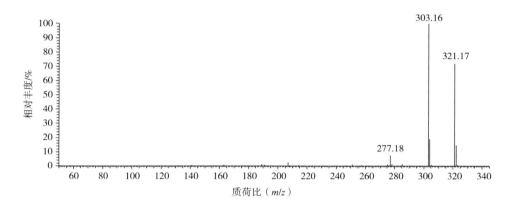

②碰撞能量35eV

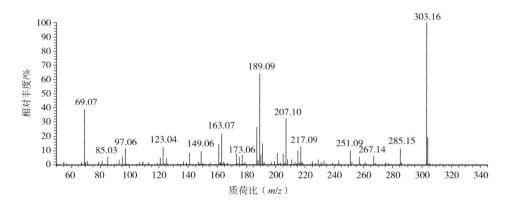

③碰撞能量55eV

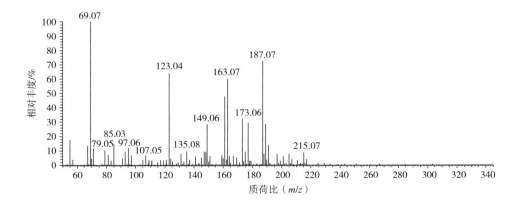

25 玉米赤霉烯酮
(Zearalenone)

（1）化合物信息

中文名	玉米赤霉烯酮
别名	玉米烯酮、赤霉烯酮
CAS 登录号	17924 - 92 - 4
分子式	$C_{18}H_{22}O_5$
结构式	
单一同位素相对分子质量	318. 1467
离子加合形式	ESI 源，[M + H]$^+$
色谱保留时间	3. 54min

（2）提取离子流色谱图

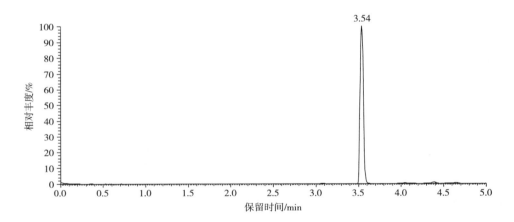

（3）母离子质谱图

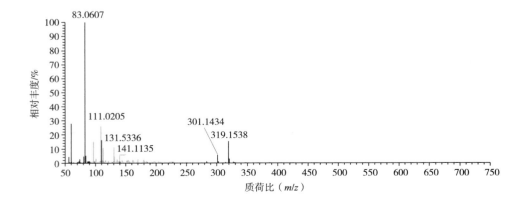

（4）子离子质谱图

①碰撞能量10eV

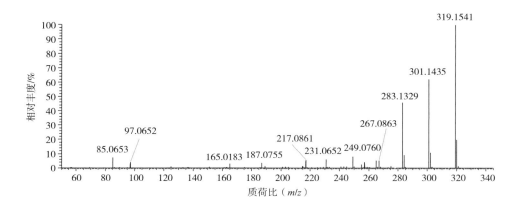

②碰撞能量35eV

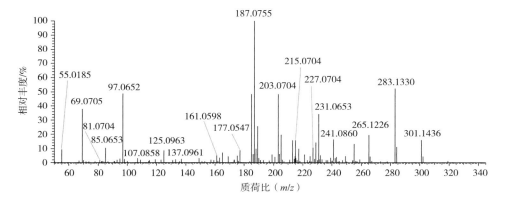

③碰撞能量55eV

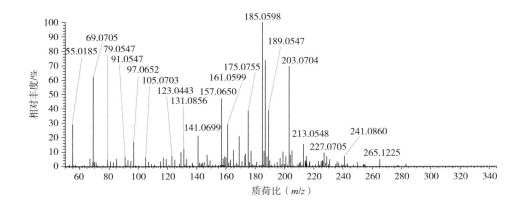

26 泽仑诺
(Zeranol)

（1）化合物信息

中文名	泽仑诺
别名	折仑诺、玉米赤霉醇、α-玉米赤霉醇
CAS 登录号	26538－44－3
分子式	$C_{18}H_{26}O_5$
结构式	
单一同位素相对分子质量	322.1780
离子加合形式	ESI 源，[M＋H]$^+$
色谱保留时间	3.24min

（2）提取离子流色谱图

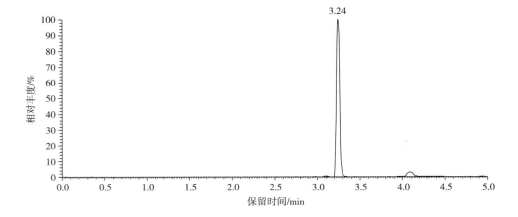

（3）母离子质谱图

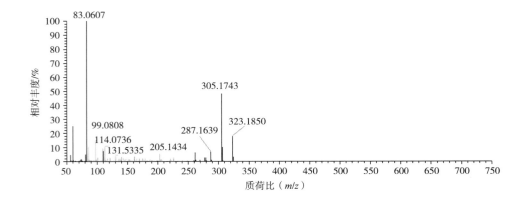

（4）子离子质谱图

①碰撞能量10eV

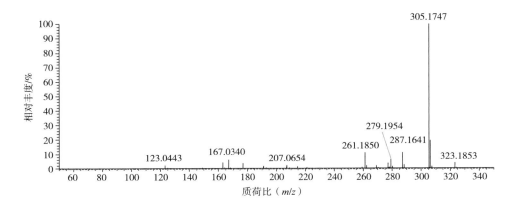

②碰撞能量35eV

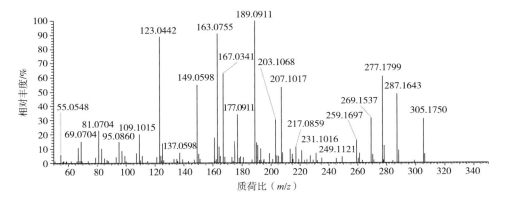

③碰撞能量55eV

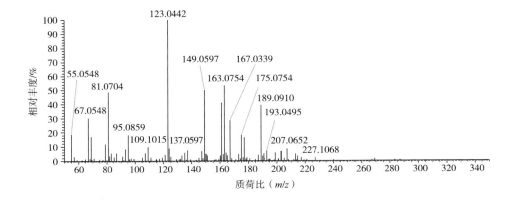

27 4-雄烯二酮
(Androstenedione)

（1）化合物信息

中文名	4 - 雄烯二酮
别名	雄烯二酮、雄甾 - 4 - 烯 - 3,17 - 二酮
CAS 登录号	63 - 05 - 8
分子式	$C_{19}H_{26}O_2$
结构式	
单一同位素相对分子质量	286.1933
离子加合形式	ESI 源，[M + H]$^+$
色谱保留时间	3.50min

（2）提取离子流色谱图

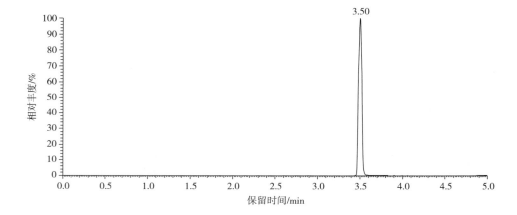

（3）母离子质谱图

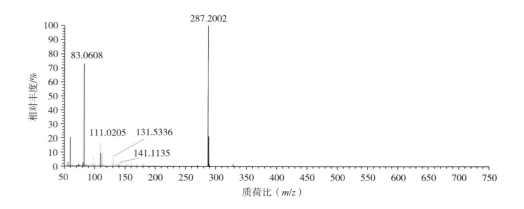

（4）子离子质谱图

①碰撞能量10eV

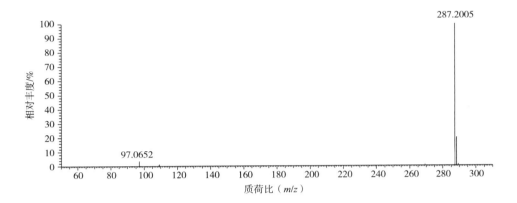

②碰撞能量35eV

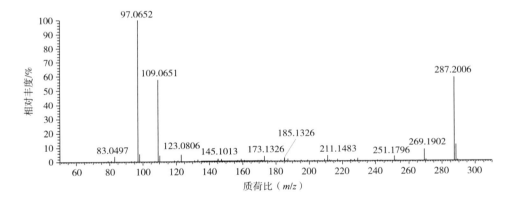

③碰撞能量55eV

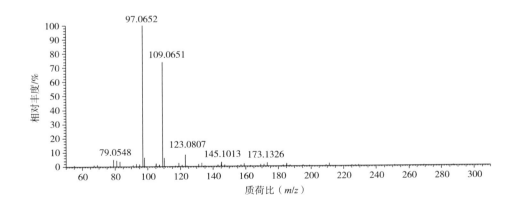

28 α-玉米赤霉烯醇
(Alpha-zearalenol)

（1）化合物信息

中文名	α－玉米赤霉烯醇
别名	—
CAS 登录号	36455－72－8
分子式	$C_{18}H_{24}O_5$
结构式	
单一同位素相对分子质量	320.1624
离子加合形式	ESI 源，$[M+H]^+$
色谱保留时间	3.28min

（2）提取离子流色谱图

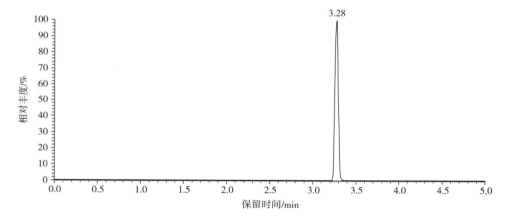

（3）母离子质谱图

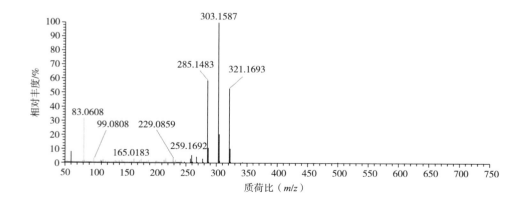

（4）子离子质谱图

①碰撞能量10eV

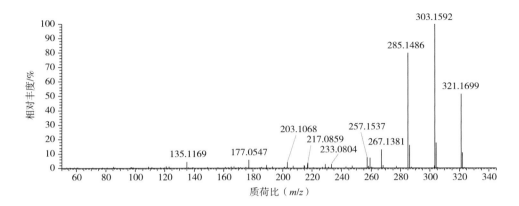

②碰撞能量35eV

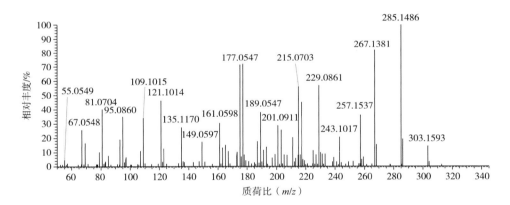

③碰撞能量55eV

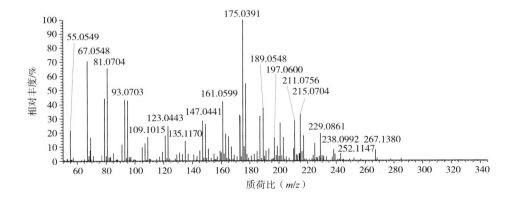

29 β-玉米赤霉醇
(Beta-zearalanol)

（1）化合物信息

中文名	β – 玉米赤霉醇
别名	β – 赤霉醇
CAS 登录号	42422 – 68 – 4
分子式	$C_{18}H_{26}O_5$
结构式	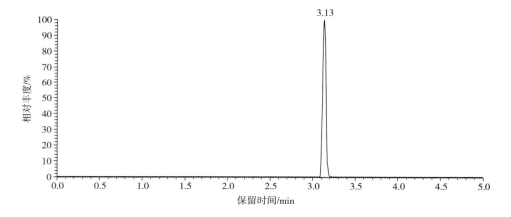
单一同位素相对分子质量	322.1780
离子加合形式	ESI 源，［M – H］‾
色谱保留时间	3.13min

（2）提取离子流色谱图

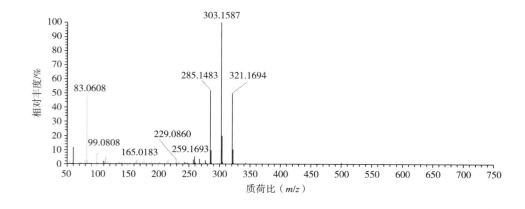

（3）母离子质谱图

（4）子离子质谱图

①碰撞能量 10 eV

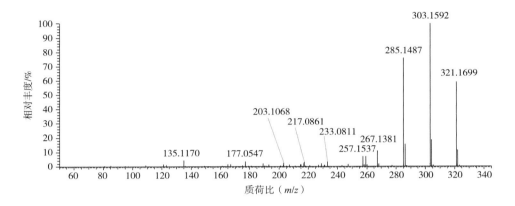

②碰撞能量 35 eV

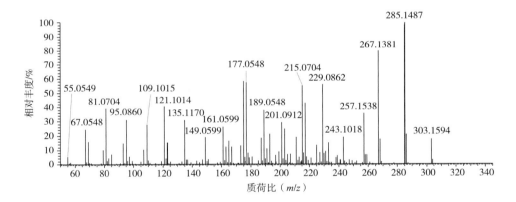

③碰撞能量 55 eV

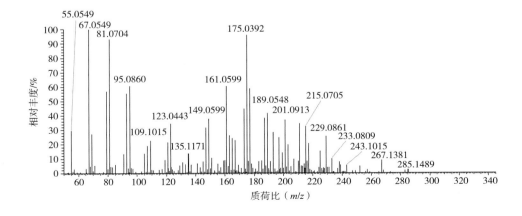

30 β-玉米赤霉烯醇
(Beta-zearalenol)

（1）化合物信息

中文名	β-玉米赤霉烯醇
别名	—
CAS 登录号	71030-11-0
分子式	$C_{18}H_{24}O_5$
结构式	
单一同位素相对分子质量	320.1624
离子加合形式	ESI 源，$[M+H]^+$
色谱保留时间	3.13min

（2）提取离子流色谱图

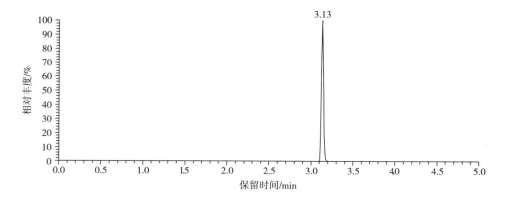

（3）母离子质谱图

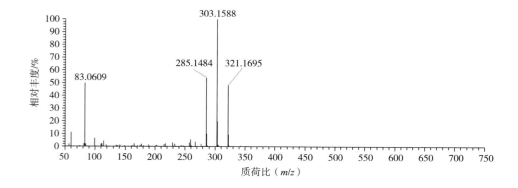

（4）子离子质谱图

①碰撞能量10eV

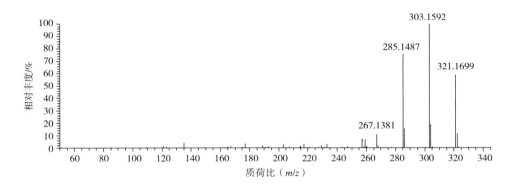

②碰撞能量35eV

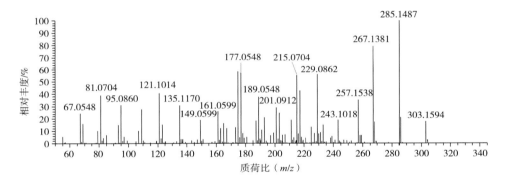

③碰撞能量55eV

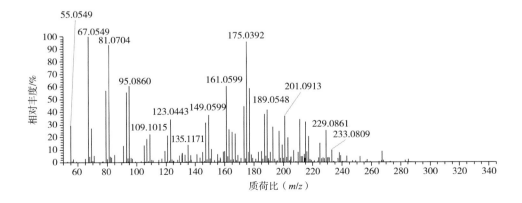

二、β_2激动剂

β_2激动剂（Beta – 2 agonists）是一类激活体内 β_2 肾上腺素能受体的药物，包括沙丁胺醇、沙美特罗、特布他林、福莫特罗等。β_2激动剂通过兴奋气道平滑肌和肥大细胞膜表面的 β_2 受体，舒张气道平滑肌、减少肥大细胞和嗜碱性粒细胞脱［颗］粒及其介质的释放、降低微血管的通透性、增加气道上皮纤毛的摆动等，从而缓解哮喘症状。运动员服用 β_2激动剂类药物能增加气道内黏液运输速度，因而有助于分泌物的清除。但若大剂量使用，可以增加肌肉/脂肪比并提高肌肉力量，还对呼吸系统和神经系统有兴奋作用，可以通过外周神经调节机制缓解外周紧张状态，减缓心率、减少颤动，使运动员具有稳定的体态和镇静的心理，提高动作的稳定性和协调性，使动作更精确，有助于提高运动成绩，因此属于运动员禁用药物。

《世界反兴奋剂条例 国际标准 禁用清单》（2023 年）S2 中明确将 β_2激动剂列为禁用物质，规定为所有场合禁用（赛内和赛外）。

1 阿福特罗
(Arformoterol)

（1）化合物信息

中文名	阿福特罗
别名	—
CAS 登录号	67346 – 49 – 0
分子式	$C_{19}H_{24}N_2O_4$
结构式	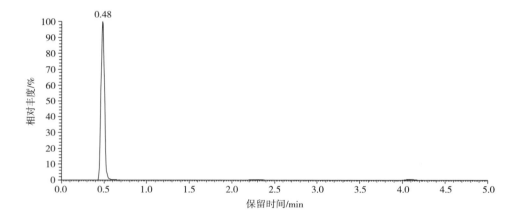
单一同位素相对分子质量	344.1736
离子加合形式	ESI 源，［M + H］$^+$
色谱保留时间	0.48min

（2）提取离子流色谱图

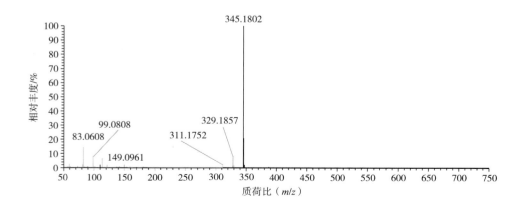

（3）母离子质谱图

（4）子离子质谱图

①碰撞能量 10eV

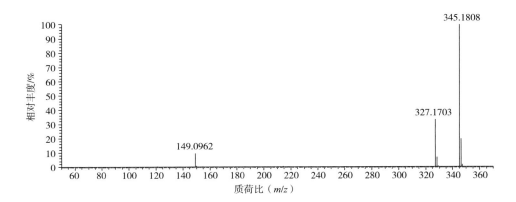

②碰撞能量 35eV

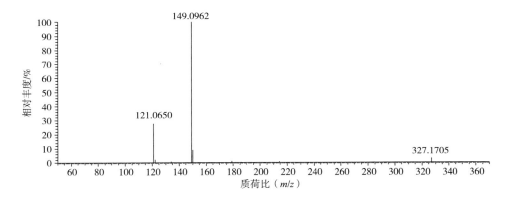

③碰撞能量 55eV

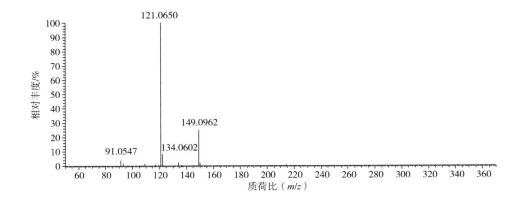

2 班布特罗
(Bambuterol)

（1）化合物信息

中文名	班布特罗
别名	—
CAS 登录号	81732 – 65 – 2
分子式	$C_{18}H_{29}N_3O_5$
结构式	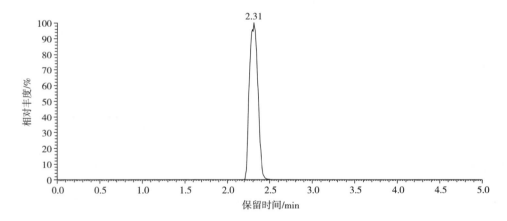
单一同位素相对分子质量	367.2107
离子加合形式	ESI 源，[M + H]$^+$
色谱保留时间	2.31min

（2）提取离子流色谱图

（3）母离子质谱图

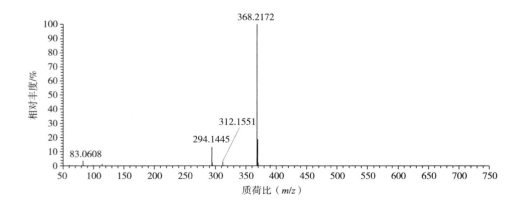

（4）子离子质谱图

①碰撞能量 10eV

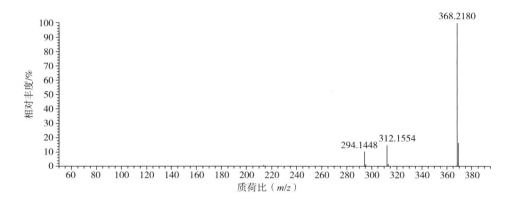

②碰撞能量 35eV

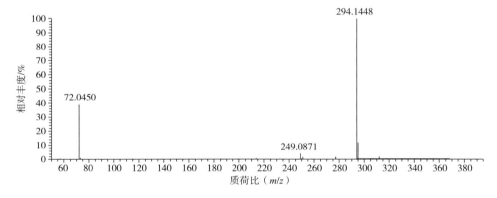

③碰撞能量 55eV

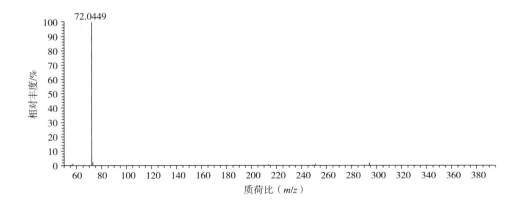

3 苯氧丙酚胺
(Isoxsuprine)

（1）化合物信息

中文名	苯氧丙酚胺
别名	异舒普林、异苏氨酸
CAS 登录号	395－28－8
分子式	$C_{18}H_{23}NO_3$
结构式	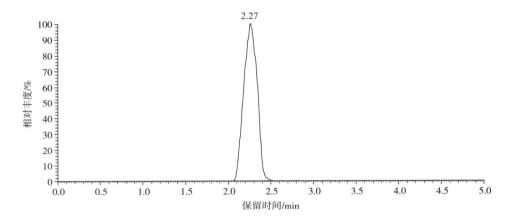
单一同位素相对分子质量	301.1678
离子加合形式	ESI 源，$[M+H]^+$
色谱保留时间	2.27min

（2）提取离子流色谱图

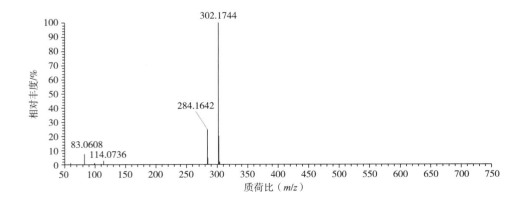

（3）母离子质谱图

食品中危害物液相色谱－四极杆－静电场轨道阱高分辨质谱图集：
食源性兴奋剂

（4）子离子质谱图

①碰撞能量10eV

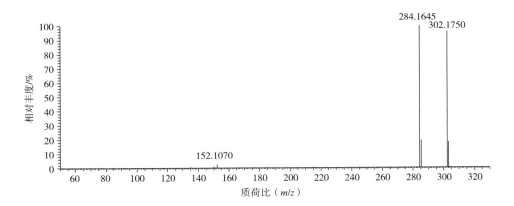

②碰撞能量35eV

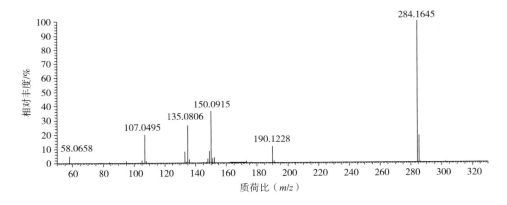

③碰撞能量55eV

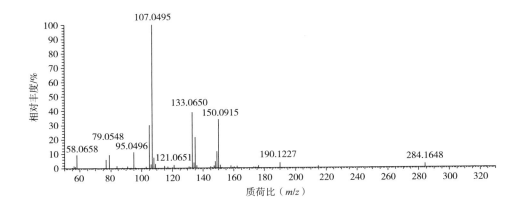

4 丙卡特罗
(Procaterol)

（1）化合物信息

中文名	丙卡特罗
别名	—
CAS 登录号	72332－33－3
分子式	$C_{16}H_{22}N_2O_3$
结构式	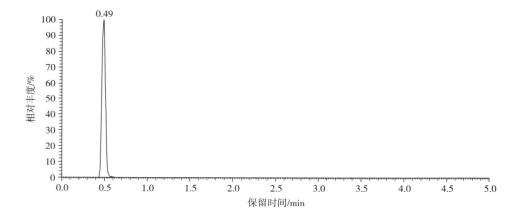
单一同位素相对分子质量	290.1631
离子加合形式	ESI 源，［M＋H］$^+$
色谱保留时间	0.49min

（2）提取离子流色谱图

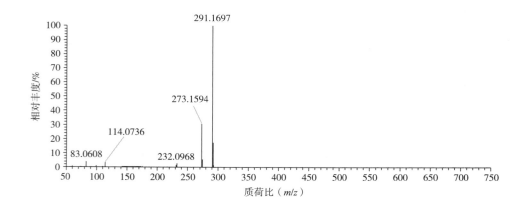

（3）母离子质谱图

食品中危害物液相色谱－四极杆－静电场轨道阱高分辨质谱图集：
食源性兴奋剂

（4）子离子质谱图

①碰撞能量10eV

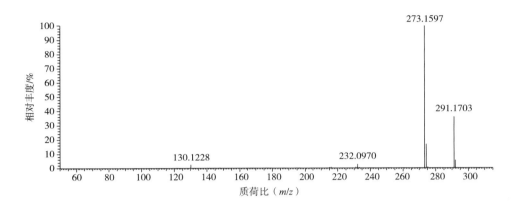

②碰撞能量35eV

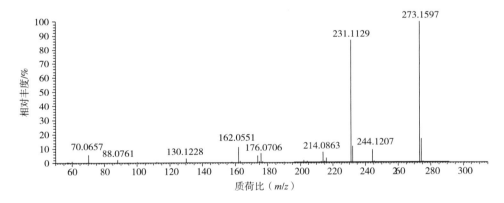

③碰撞能量55eV

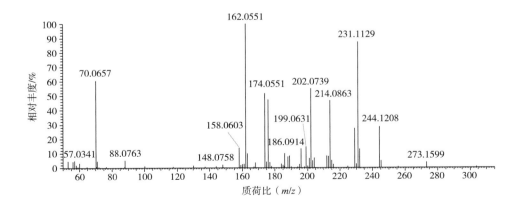

5 非诺特罗
(Fenoterol)

（1）化合物信息

中文名	非诺特罗
别名	非诺特罗
CAS 登录号	13392 – 18 – 2
分子式	$C_{17}H_{21}NO_4$
结构式	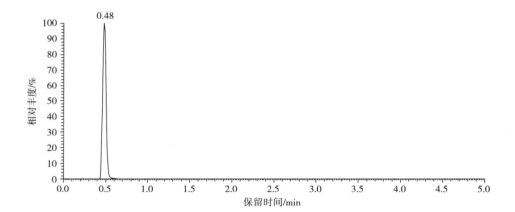
单一同位素相对分子质量	303.1471
离子加合形式	ESI 源，[M + H]$^+$
色谱保留时间	0.48min

（2）提取离子流色谱图

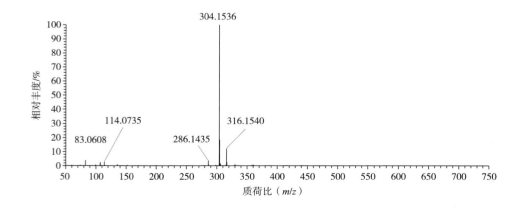

（3）母离子质谱图

食品中危害物液相色谱－四极杆－静电场轨道阱高分辨质谱图集：
食源性兴奋剂

（4）子离子质谱图

①碰撞能量10eV

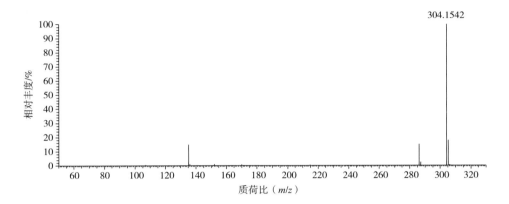

②碰撞能量35eV

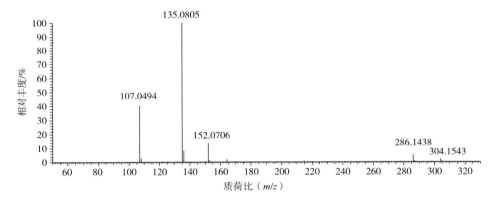

③碰撞能量55eV

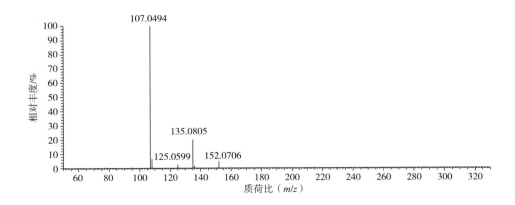

6 福莫特罗
(Formoterol)

（1）化合物信息

中文名	福莫特罗
别名	福莫特洛
CAS 登录号	73573 - 87 - 2
分子式	$C_{19}H_{24}N_2O_4$
结构式	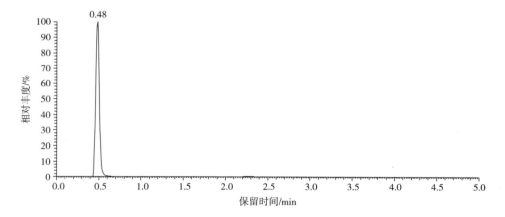
单一同位素相对分子质量	344.1736
离子加合形式	ESI 源，[M + H]$^+$
色谱保留时间	0.48min

（2）提取离子流色谱图

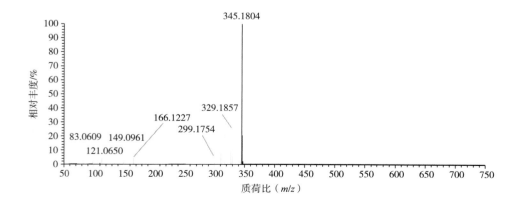

（3）母离子质谱图

（4）子离子质谱图

①碰撞能量10eV

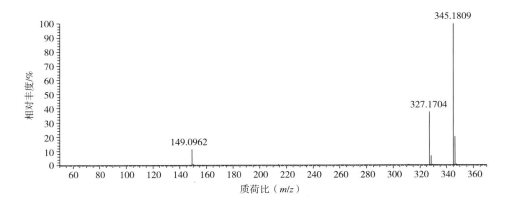

②碰撞能量35eV

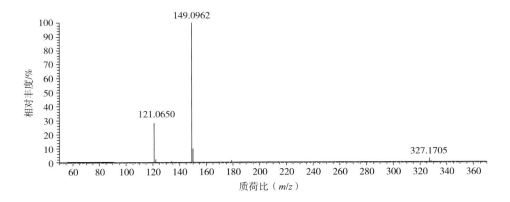

③碰撞能量55eV

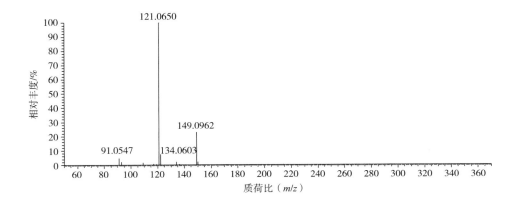

7 克仑丙罗
(Clenproperol)

（1）化合物信息

中文名	克仑丙罗
别名	克仑丙罗、克仑普罗、克仑葡罗
CAS 登录号	38339 – 11 – 6
分子式	$C_{11}H_{16}Cl_2N_2O$
结构式	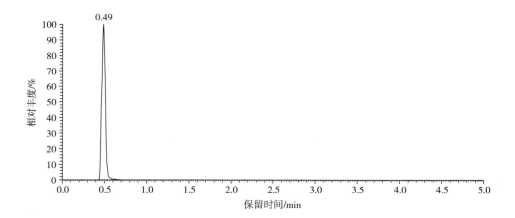
单一同位素相对分子质量	262.0640
离子加合形式	ESI 源，［M + H］$^+$
色谱保留时间	0.49min

（2）提取离子流色谱图

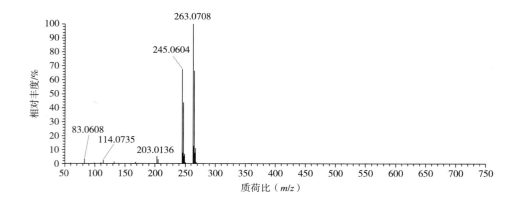

（3）母离子质谱图

（4）子离子质谱图

①碰撞能量 10eV

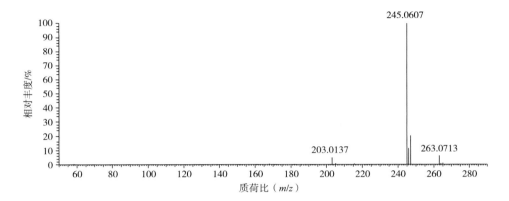

②碰撞能量 35eV

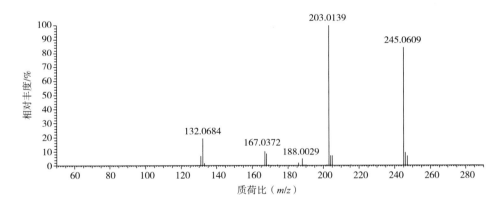

③碰撞能量 55eV

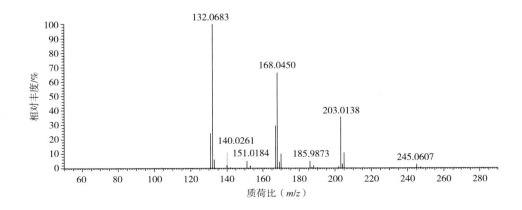

8 氯丙那林
(Clorprenaline)

（1）化合物信息

中文名	氯丙那林
别名	氯喘、氯喘通、邻氯异丙肾上腺素
CAS 登录号	3811 - 25 - 4
分子式	$C_{11}H_{16}ClNO$
结构式	
单一同位素相对分子质量	213.0920
离子加合形式	ESI 源，$[M+H]^+$
色谱保留时间	0.48min

（2）提取离子流色谱图

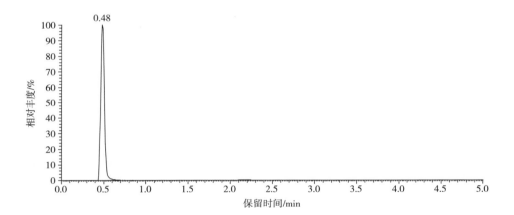

（3）母离子质谱图

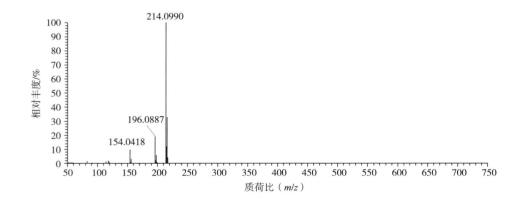

（4）子离子质谱图

①碰撞能量10eV

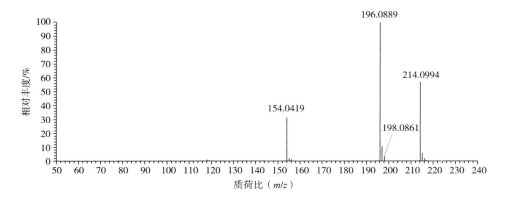

②碰撞能量35eV

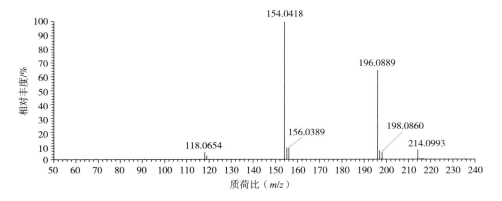

③碰撞能量55eV

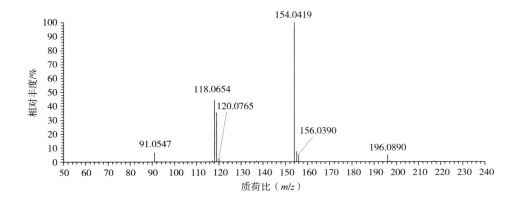

9 马贲特罗
(Mapenterol)

（1）化合物信息

中文名	马贲特罗
别名	马喷特罗
CAS 登录号	95656 – 68 – 1
分子式	$C_{14}H_{20}ClF_3N_2O$
结构式	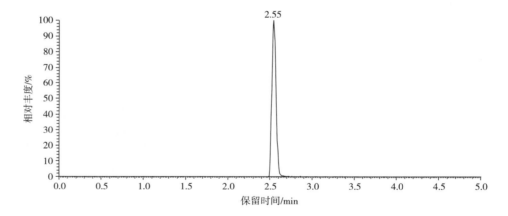
单一同位素相对分子质量	324. 1216
离子加合形式	ESI 源，[M + H]$^+$
色谱保留时间	2. 55min

（2）提取离子流色谱图

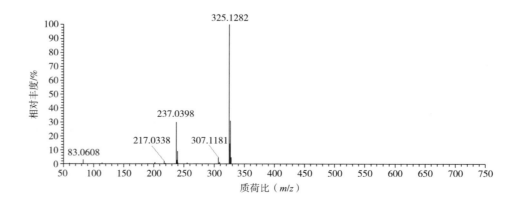

（3）母离子质谱图

（4）子离子质谱图

①碰撞能量10eV

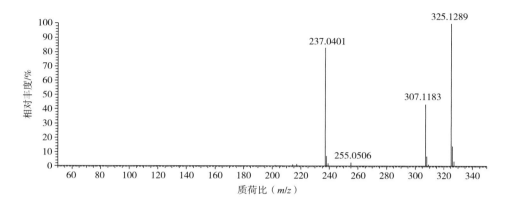

②碰撞能量35eV

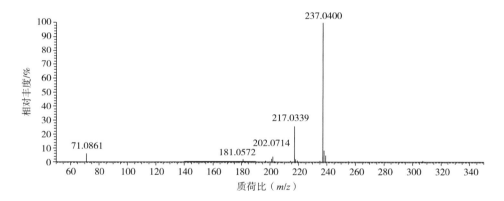

③碰撞能量55eV

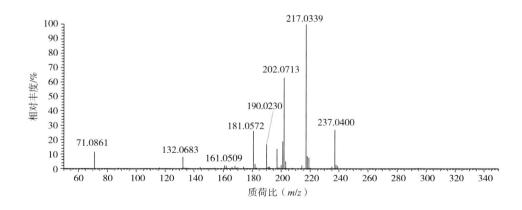

10 马布特罗
(Mabuterol)

（1）化合物信息

中文名	马布特罗
别名	马布台诺
CAS 登录号	56341 - 08 - 3
分子式	$C_{13}H_{18}ClF_3N_2O$
结构式	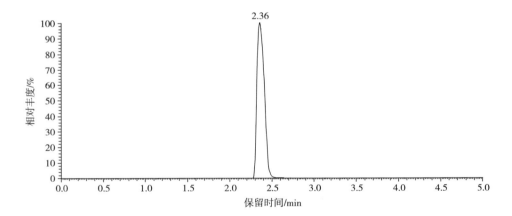
单一同位素相对分子质量	310. 1060
离子加合形式	ESI 源，[M + H]⁺
色谱保留时间	2. 36min

（2）提取离子流色谱图

（3）母离子质谱图

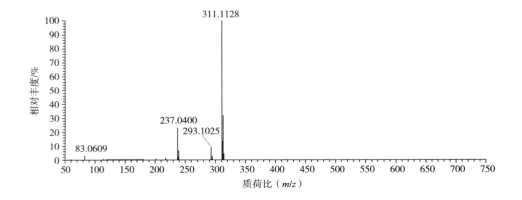

（4）子离子质谱图

　　①碰撞能量10eV

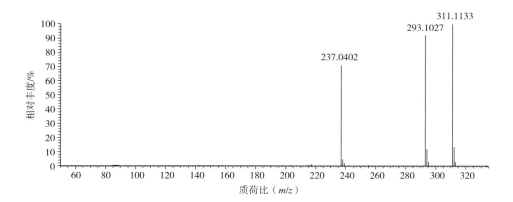

　　②碰撞能量35eV

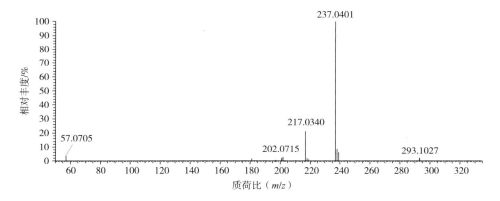

　　③碰撞能量55eV

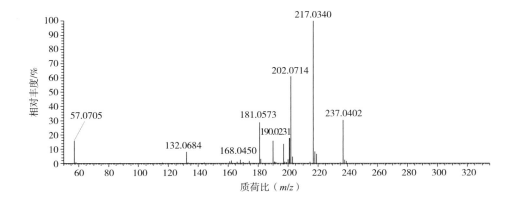

11 喷布特罗
(Penbutolol)

（1）化合物信息

中文名	喷布特罗
别名	喷布洛尔
CAS 登录号	36507 – 48 – 9
分子式	$C_{18}H_{29}NO_2$
结构式	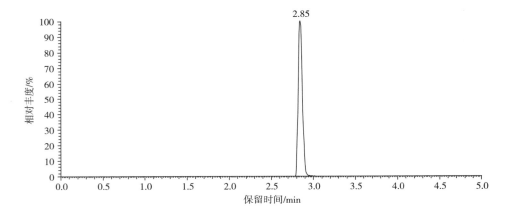
单一同位素相对分子质量	291.2198
离子加合形式	ESI 源，[M + H]⁺
色谱保留时间	2.85min

（2）提取离子流色谱图

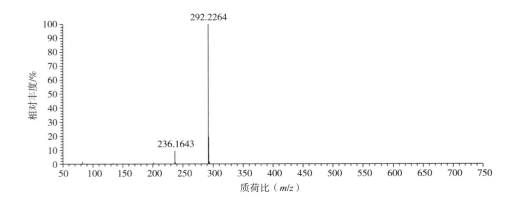

（3）母离子质谱图

（4）子离子质谱图

①碰撞能量10eV

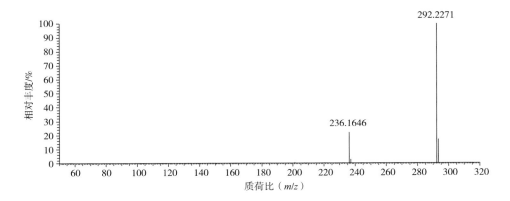

②碰撞能量35eV

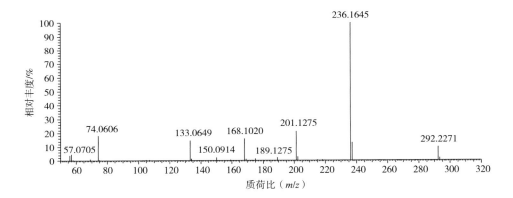

③碰撞能量55eV

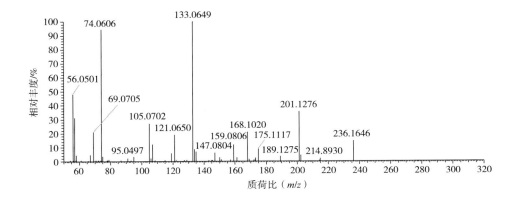

12 曲托喹酚
(Tretoquinol)

（1）化合物信息

中文名	曲托喹酚
别名	夜罗宁、喘速灵
CAS 登录号	30418 - 38 - 3
分子式	$C_{19}H_{23}NO_5$
结构式	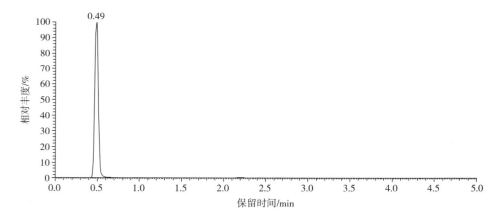
单一同位素相对分子质量	345.1576
离子加合形式	ESI 源，$[M + H]^+$
色谱保留时间	0.49min

（2）提取离子流色谱图

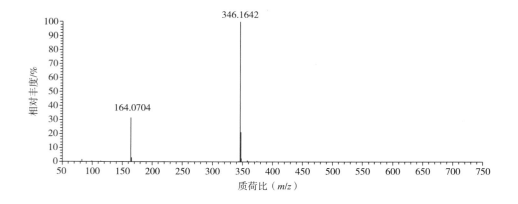

（3）母离子质谱图

（4）子离子质谱图

①碰撞能量10eV

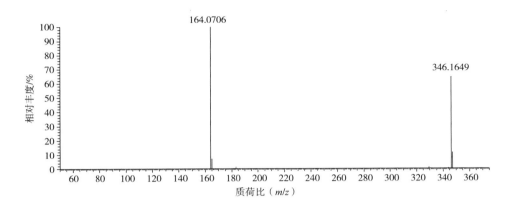

②碰撞能量35eV

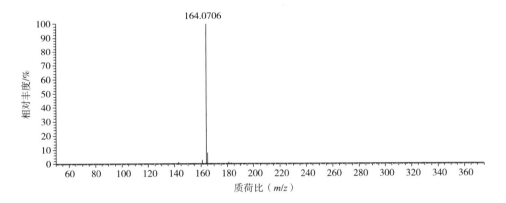

③碰撞能量55eV

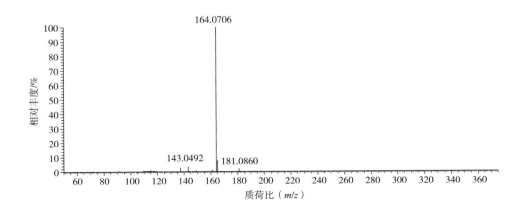

13 去甲乌药碱
(Higenamine)

（1）化合物信息

中文名	去甲乌药碱
别名	去甲乌头碱
CAS 登录号	5843 – 65 – 2
分子式	$C_{16}H_{17}NO_3$
结构式	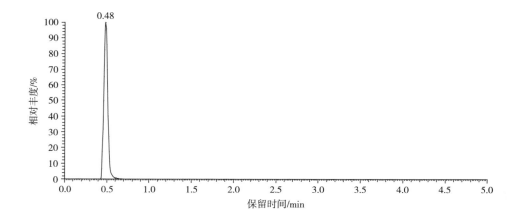
单一同位素相对分子质量	271. 1208
离子加合形式	ESI 源，[M + H]$^+$
色谱保留时间	0. 48min

（2）提取离子流色谱图

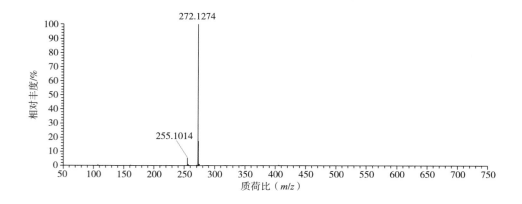

（3）母离子质谱图

（4）子离子质谱图

①碰撞能量10eV

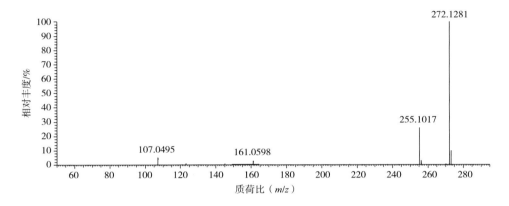

②碰撞能量35eV

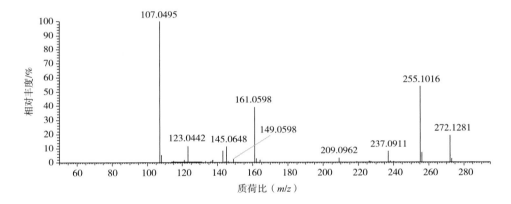

③碰撞能量55eV

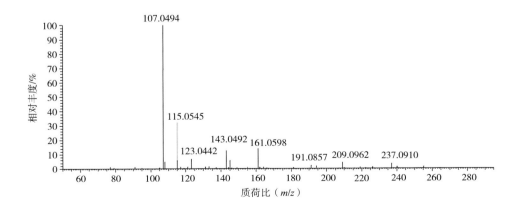

14 瑞普特罗
(Reproterol)

（1）化合物信息

中文名	瑞普特罗
别名	—
CAS 登录号	54063 – 54 – 6
分子式	$C_{18}H_{23}N_5O_5$
结构式	
单一同位素相对分子质量	389. 1699
离子加合形式	ESI 源，$[M+H]^+$
色谱保留时间	0. 48min

（2）提取离子流色谱图

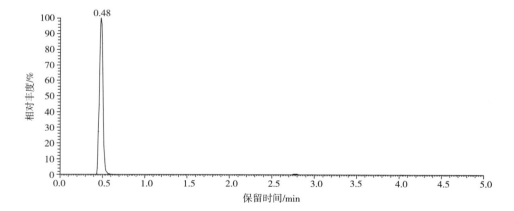

（3）母离子质谱图

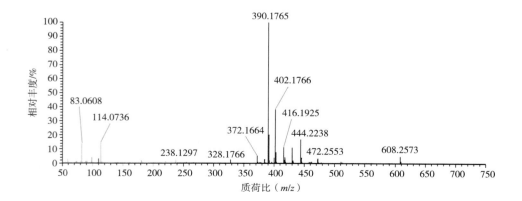

（4）子离子质谱图

①碰撞能量 10eV

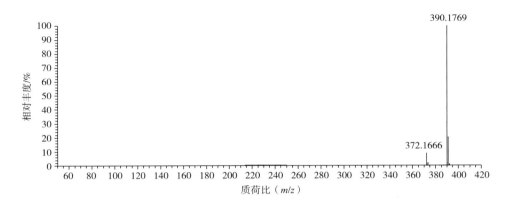

②碰撞能量 35eV

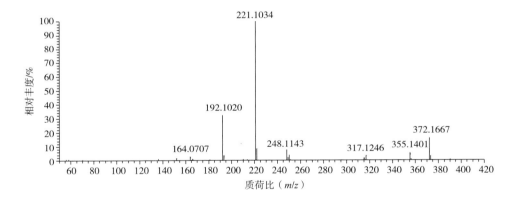

③碰撞能量 55eV

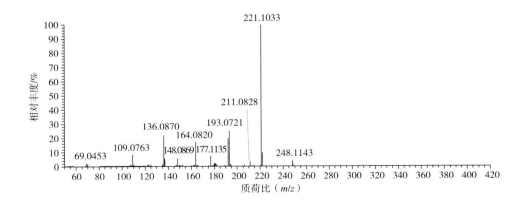

15 沙丁胺醇
(Salbutamol)

（1）化合物信息

中文名	沙丁胺醇
别名	柳丁氨醇、舒喘灵、舒喘宁
CAS 登录号	18559 - 94 - 9
分子式	$C_{13}H_{21}NO_3$
结构式	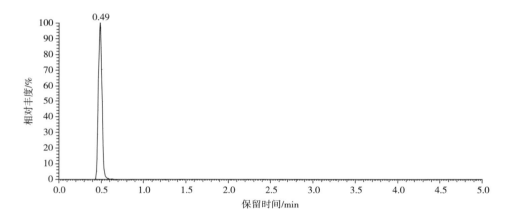
单一同位素相对分子质量	239. 1521
离子加合形式	ESI 源，［M + H］$^+$
色谱保留时间	0. 49min

（2）提取离子流色谱图

（3）母离子质谱图

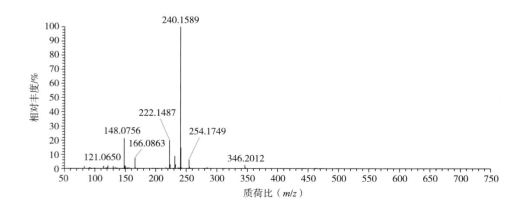

（4）子离子质谱图

①碰撞能量 10eV

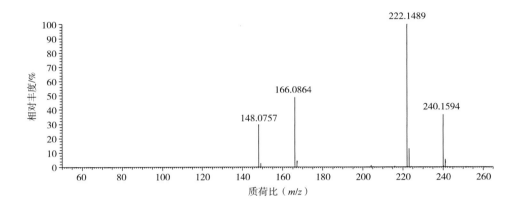

②碰撞能量 35eV

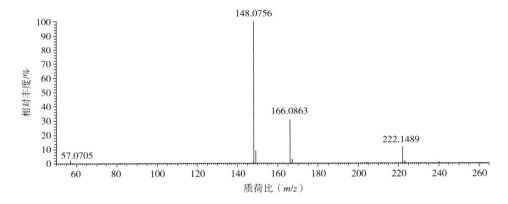

③碰撞能量 55eV

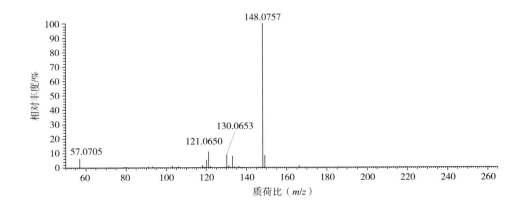

16 沙美特罗
(Salmeterol)

（1）化合物信息

中文名	沙美特罗
别名	西美特罗、沙米特罗
CAS 登录号	89365 – 50 – 4
分子式	$C_{25}H_{37}NO_4$
结构式	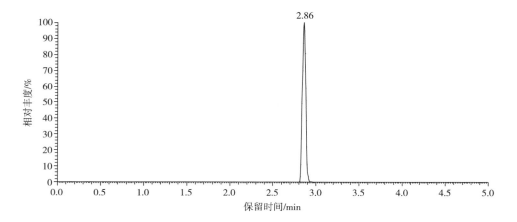
单一同位素相对分子质量	415. 2722
离子加合形式	ESI 源，$[M+H]^+$
色谱保留时间	2. 86min

（2）提取离子流色谱图

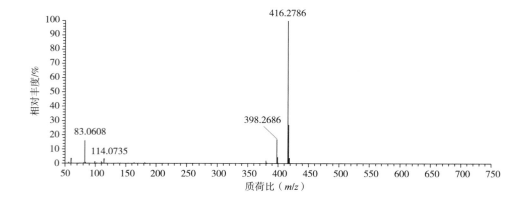

（3）母离子质谱图

（4）子离子质谱图

①碰撞能量 10eV

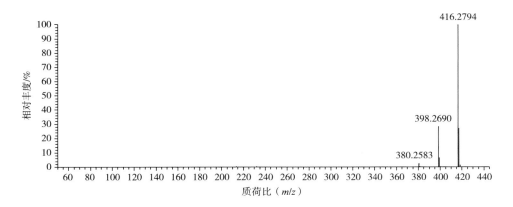

②碰撞能量 35eV

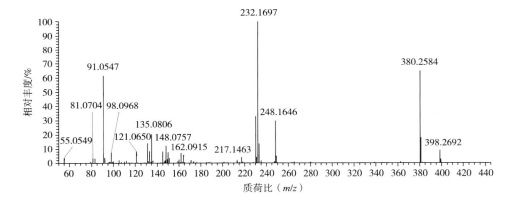

③碰撞能量 55eV

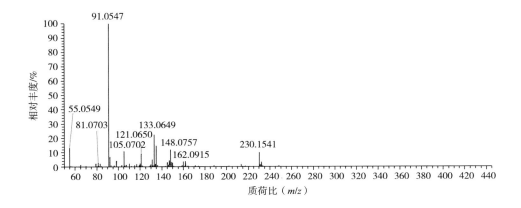

17 特布他林
(Terbutaline)

（1）化合物信息

中文名	特布他林
别名	特步他林
CAS 登录号	23031 - 25 - 6
分子式	$C_{12}H_{19}NO_3$
结构式	
单一同位素相对分子质量	225.1365
离子加合形式	ESI 源，$[M+H]^+$
色谱保留时间	0.48min

（2）提取离子流色谱图

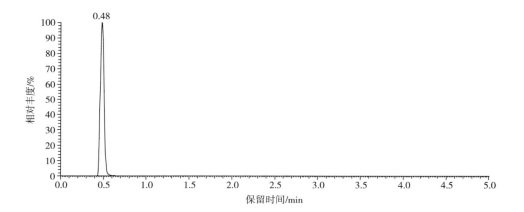

（3）母离子质谱图

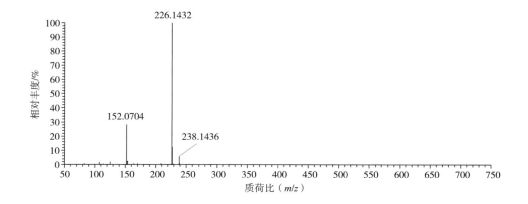

（4）子离子质谱图

①碰撞能量 10eV

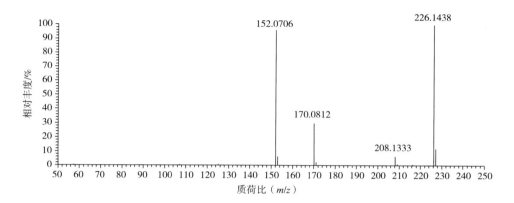

②碰撞能量 35eV

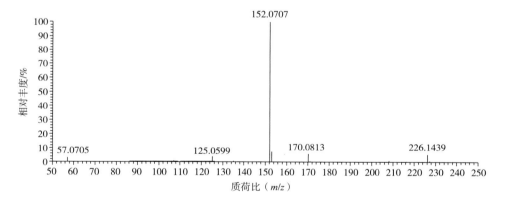

③碰撞能量 55eV

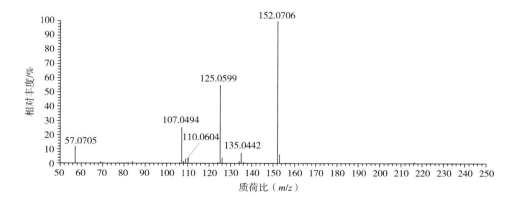

18 妥洛特罗
(Tulobuterol)

（1）化合物信息

中文名	妥洛特罗
别名	妥布特罗
CAS 登录号	41570 – 61 – 0
分子式	C$_{12}$H$_{18}$ClNO
结构式	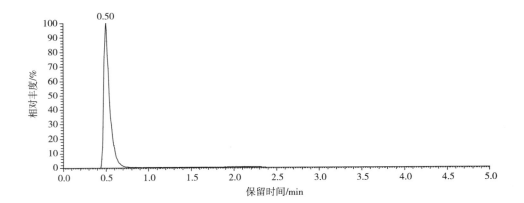
单一同位素相对分子质量	227.1077
离子加合形式	ESI 源，[M + H]$^+$
色谱保留时间	0.50min

（2）提取离子流色谱图

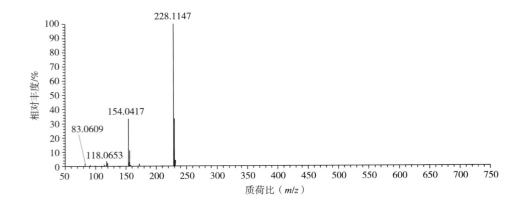

（3）母离子质谱图

（4）子离子质谱图

①碰撞能量 10eV

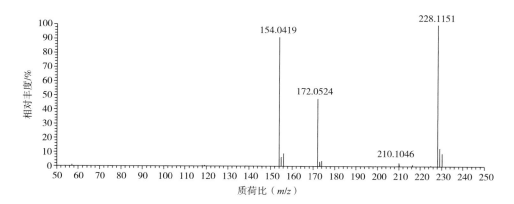

②碰撞能量 35eV

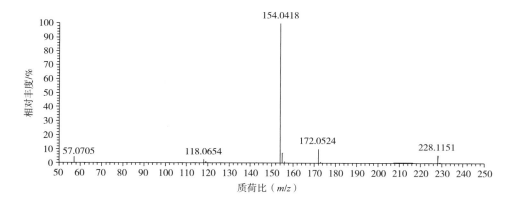

③碰撞能量 55eV

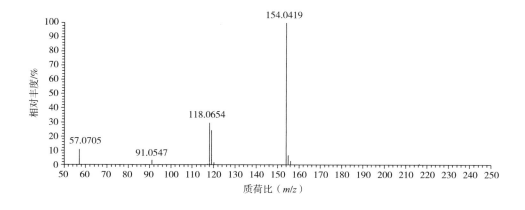

19 维兰特罗
(Vilanterol)

（1）化合物信息

中文名	维兰特罗
别名	—
CAS 登录号	503068 – 34 – 6
分子式	$C_{24}H_{33}Cl_2NO_5$
结构式	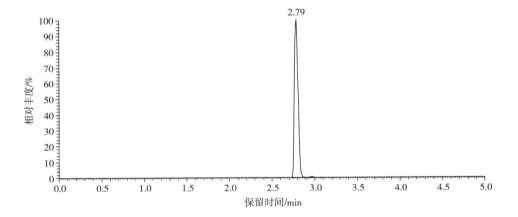
单一同位素相对分子质量	485.1736
离子加合形式	ESI 源，$[M+H]^+$
色谱保留时间	2.79min

（2）提取离子流色谱图

（3）母离子质谱图

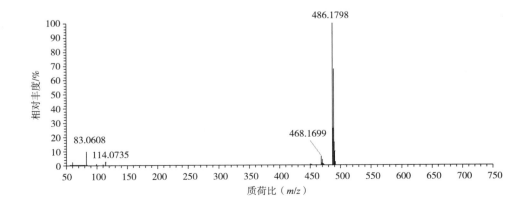

（4）子离子质谱图

①碰撞能量10eV

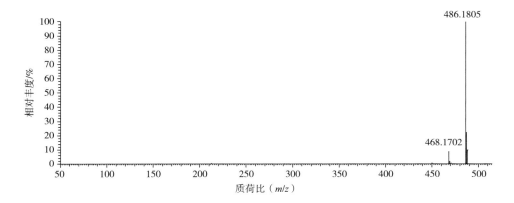

②碰撞能量35eV

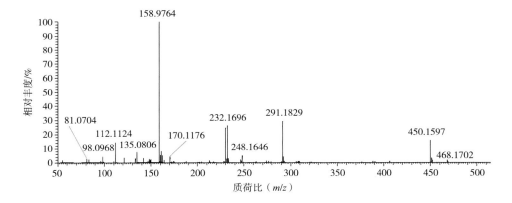

③碰撞能量55eV

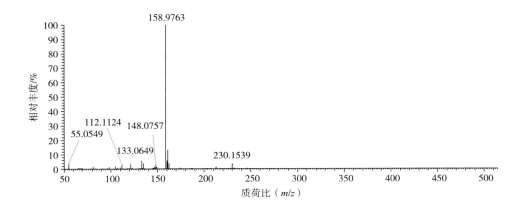

20 西布特罗
(Cimbuterol)

（1）化合物信息

中文名	西布特罗
别名	塞布特罗
CAS 登录号	54239 - 39 - 3
分子式	$C_{13}H_{19}N_3O$
结构式	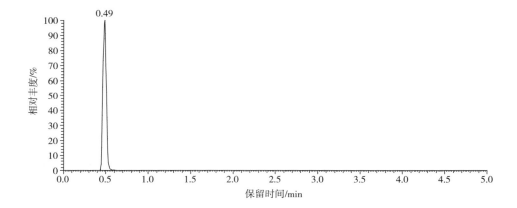
单一同位素相对分子质量	233.1528
离子加合形式	ESI 源，[M + H]$^+$
色谱保留时间	0.49min

（2）提取离子流色谱图

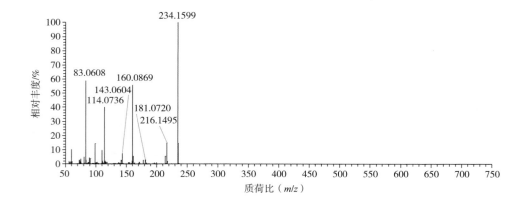

（3）母离子质谱图

食品中危害物液相色谱－四极杆－静电场轨道阱高分辨质谱图集：
食源性兴奋剂

（4）子离子质谱图
①碰撞能量10eV

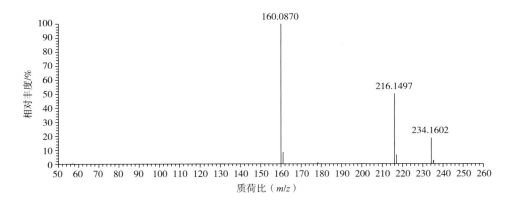

②碰撞能量35eV

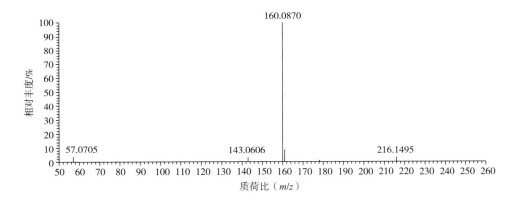

③碰撞能量55eV

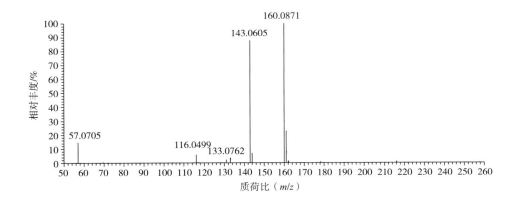

21 西马特罗
(Cimaterol)

（1）化合物信息

中文名	西马特罗
别名	喜马特罗、塞曼特罗
CAS 登录号	54239 – 37 – 1
分子式	$C_{12}H_{17}N_3O$
结构式	
单一同位素相对分子质量	219. 1372
离子加合形式	ESI 源，$[M+H]^+$
色谱保留时间	0. 48min

（2）提取离子流色谱图

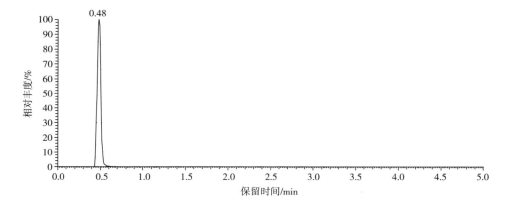

（3）母离子质谱图

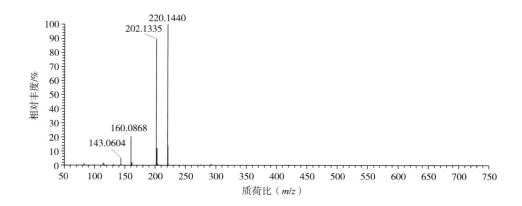

（4）子离子质谱图

①碰撞能量10eV

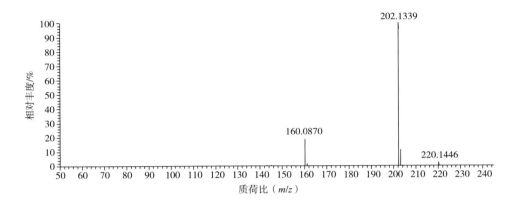

②碰撞能量35eV

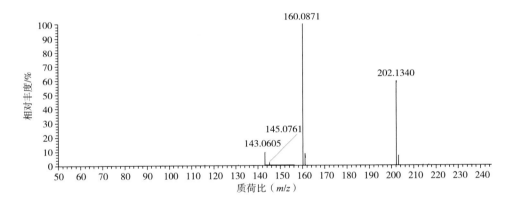

③碰撞能量55eV

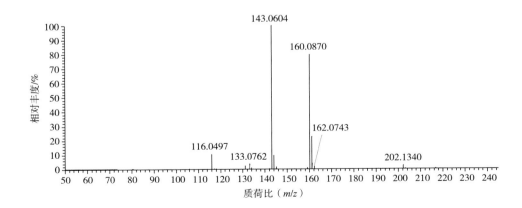

22 溴代克伦特罗
(Bromoclenbuterol)

（1）化合物信息

中文名	溴代克伦特罗
别名	溴氯布特罗
CAS 登录号	37153 – 52 – 9
分子式	$C_{12}H_{18}BrClN_2O$
结构式	
单一同位素相对分子质量	320. 0291
离子加合形式	ESI 源，[M + H]$^+$
色谱保留时间	0. 54min

（2）提取离子流色谱图

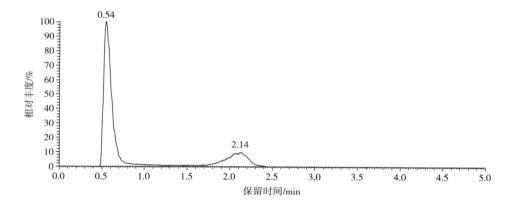

（3）母离子质谱图

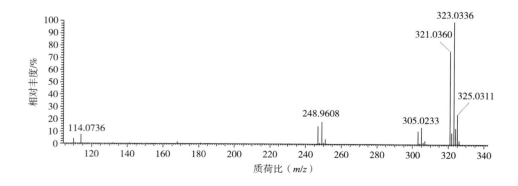

（4）子离子质谱图

①碰撞能量10eV

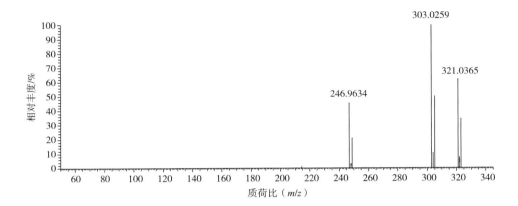

②碰撞能量35eV

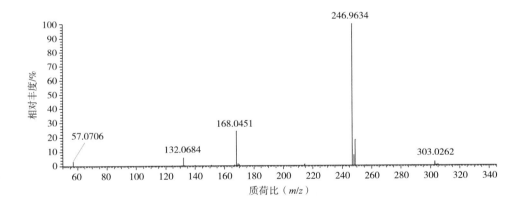

③碰撞能量55eV

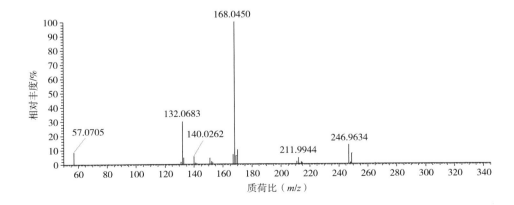

23 茚达特罗
(Indacaterol)

（1）化合物信息

中文名	茚达特罗
别名	—
CAS 登录号	312753 – 06 – 3
分子式	$C_{24}H_{28}N_2O_3$
结构式	
单一同位素相对分子质量	392.2100
离子加合形式	ESI 源，$[M + H]^+$
色谱保留时间	2.67min

（2）提取离子流色谱图

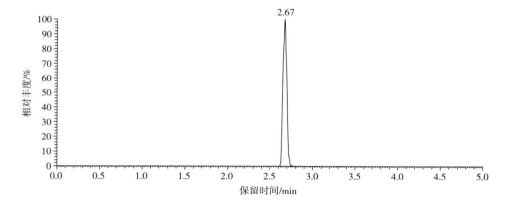

（3）母离子质谱图

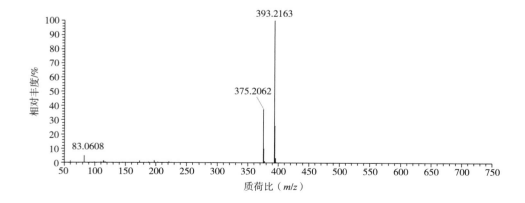

（4）子离子质谱图

①碰撞能量10eV

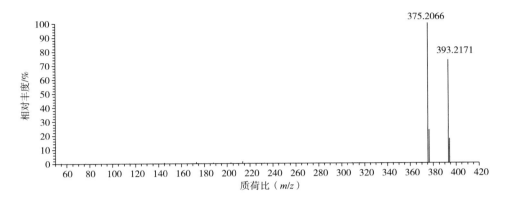

②碰撞能量35eV

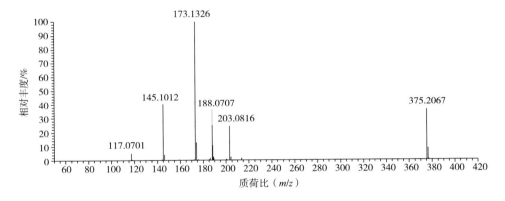

③碰撞能量55eV

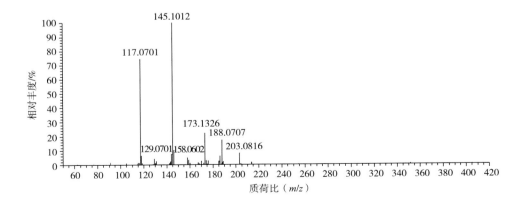

24 3-甲氧酪胺
(3-Methoxytyramine)

（1）化合物信息

中文名	3 – 甲氧酪胺
别名	3 – 甲氧基酪胺、4 –（2 – 氨基乙基）– 2 – 甲氧基苯酚
CAS 登录号	554 – 52 – 9
分子式	$C_9H_{13}NO_2$
结构式	
单一同位素相对分子质量	167.0946
离子加合形式	ESI 源，$[M+H]^+$
色谱保留时间	0.78min

（2）提取离子流色谱图

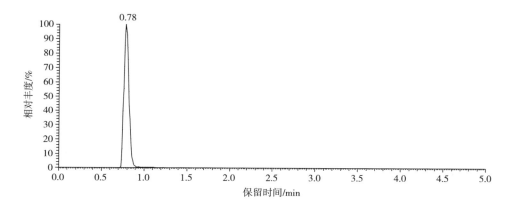

（3）母离子质谱图

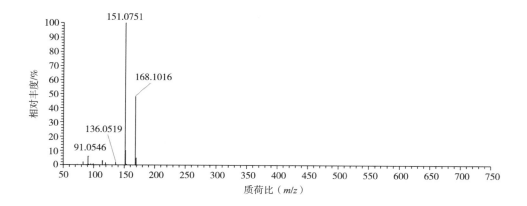

（4）子离子质谱图

①碰撞能量10eV

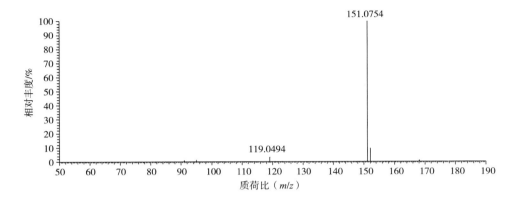

②碰撞能量35eV

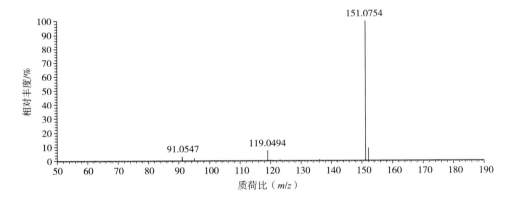

③碰撞能量55eV

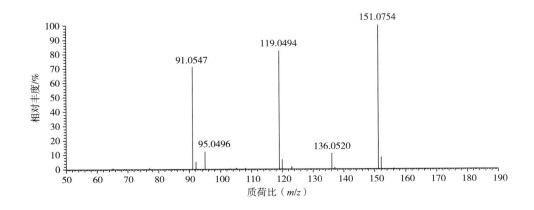

三、激素及代谢调节剂

　　氨鲁米特、雷洛昔芬、氯米芬、美度铵、曲美他嗪、他莫昔芬和托瑞米芬是常见的激素及代谢调节剂（Hormone and metabolic modulators）。其中氯米芬、他莫昔芬、雷洛昔芬和托瑞米芬作为抗雌激素和选择性雌激素受体调节剂（SERMS），可改善心肌的能量代谢，帮助提高心肌细胞能量，引起机体兴奋，通过使促性腺激素释放激素刺激卵泡雌激素（FSH）和黄体生成素（LH）分泌，调整月经周期，使生物体雄性化；曲美他嗪作为代谢调节剂在临床上可以改善心脏功能，提高机体对氧的利用效率，产生更多的能量供应，大剂量使用可以提高机体运动表现，提升运动员的呼吸功能，增加供氧能力，使其精神亢奋，增强体力；美度铵（又称米屈肼）作用于细胞内的线粒体，可以在细胞水平改善心肌能量代谢，使血液中乳酸和尿素的含量下降，提高糖原水平，因而可提高机体耐力和有氧运动能力，并能加快体能恢复、刺激中枢神经系统减轻压力等；氨鲁米特作为一种芳香酶抑制剂，可以阻断肾上腺皮质激素的合成，对其他皮质激素的合成和代谢也有一定的抑制作用，也可起到阻止雄激素转变为雌激素的作用。

　　《世界反兴奋剂条例　国际标准　禁用清单》（2023 年）S4 中明确将氨鲁米特、雷洛昔芬、氯米芬、美度铵、曲美他嗪、他莫昔芬和托瑞米芬列为禁用物质，规定为所有场合禁用（赛内和赛外）。

1 氨鲁米特
(Aminoglutethimide)

（1）化合物信息

中文名	氨鲁米特
别名	氨苯哌啶酮、苯乙哌啶酮
CAS 登录号	125 – 84 – 8
分子式	$C_{13}H_{16}N_2O_2$
结构式	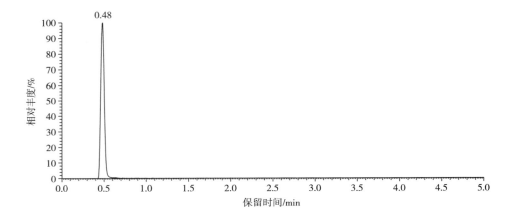
单一同位素相对分子质量	232.1212
离子加合形式	ESI 源，$[M+H]^+$
色谱保留时间	0.48min

（2）提取离子流色谱图

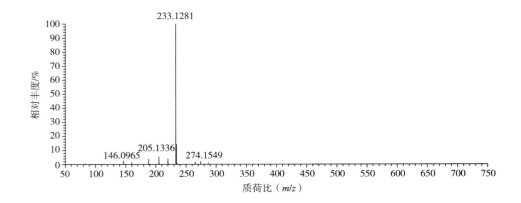

（3）母离子质谱图

食品中危害物液相色谱－四极杆－静电场轨道阱高分辨质谱图集：
食源性兴奋剂

（4）子离子质谱图

①碰撞能量 10eV

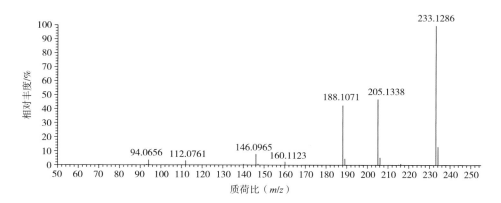

②碰撞能量 35eV

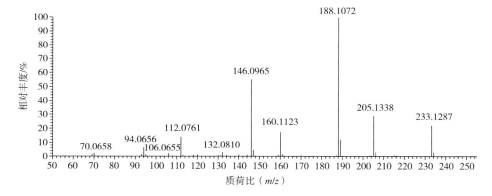

③碰撞能量 55eV

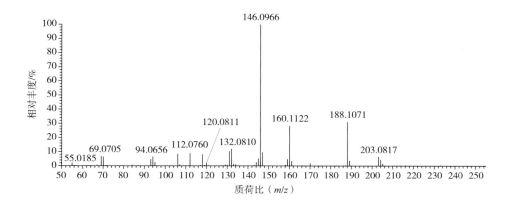

2 雷洛昔芬
(Raloxifene)

（1）化合物信息

中文名	雷洛昔芬
别名	雷洛西芬
CAS 登录号	84449 - 90 - 1
分子式	$C_{28}H_{27}NO_4S$
结构式	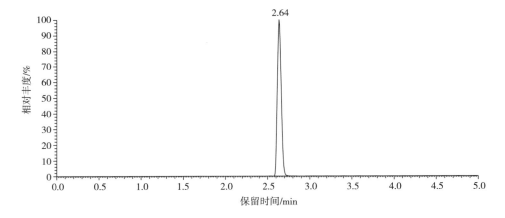
单一同位素相对分子质量	473.1661
离子加合形式	ESI 源，$[M+H]^+$
色谱保留时间	2.64min

（2）提取离子流色谱图

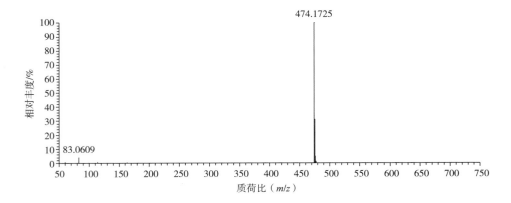

（3）母离子质谱图

食品中危害物液相色谱－四极杆－静电场轨道阱高分辨质谱图集：
食源性兴奋剂

（4）子离子质谱图

①碰撞能量 10eV

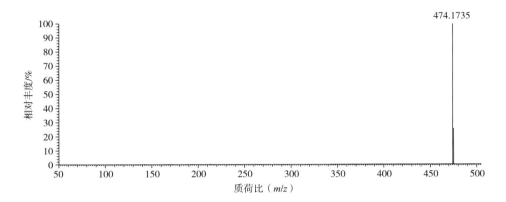

②碰撞能量 35eV

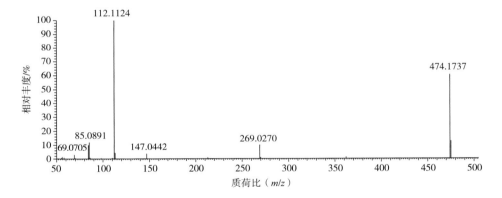

③碰撞能量 55eV

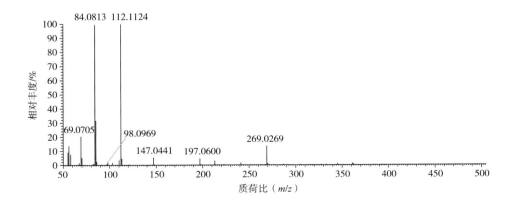

3 氯米芬
(Clomifene)

（1）化合物信息

中文名	氯米芬
别名	克罗米芬
CAS 登录号	911 – 45 – 5
分子式	C$_{26}$H$_{28}$ClNO
结构式	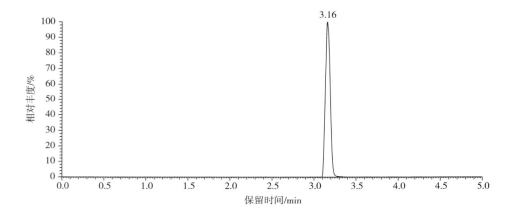
单一同位素相对分子质量	405. 1859
离子加合形式	ESI 源，[M + H]$^+$
色谱保留时间	3. 16min

（2）提取离子流色谱图

（3）母离子质谱图

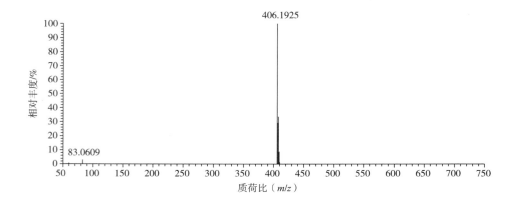

（4）子离子质谱图

①碰撞能量10eV

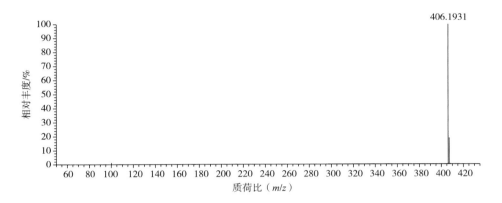

②碰撞能量35eV

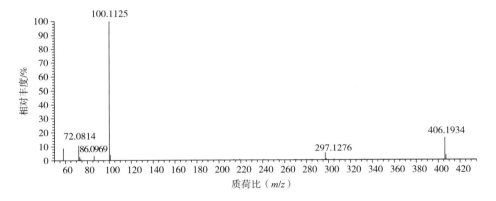

③碰撞能量55eV

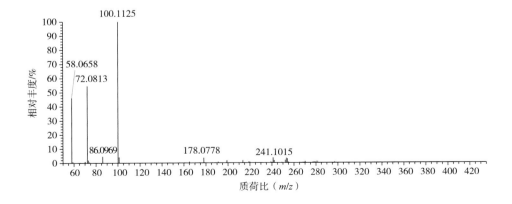

（1）化合物信息

中文名	美度铵
别名	米屈肼
CAS 登录号	76144 – 81 – 5
分子式	$C_6H_{14}N_2O_2$
结构式	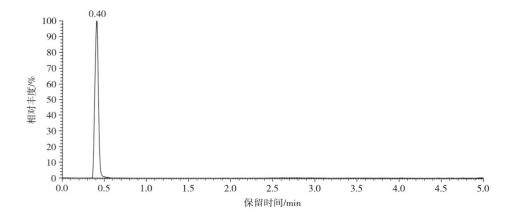
单一同位素相对分子质量	146.1055
离子加合形式	ESI 源，[M + H]$^+$
色谱保留时间	0.40min

（2）提取离子流色谱图

（3）母离子质谱图

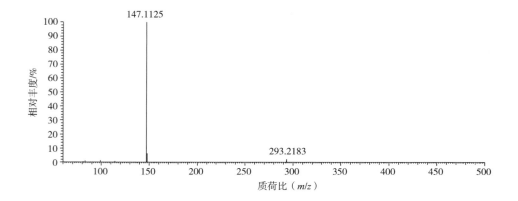

（4）子离子质谱图

　　①碰撞能量10eV

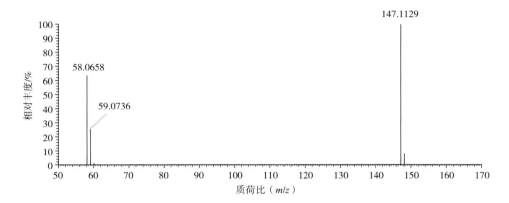

　　②碰撞能量35eV

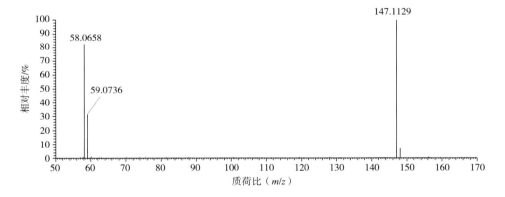

　　③碰撞能量55eV

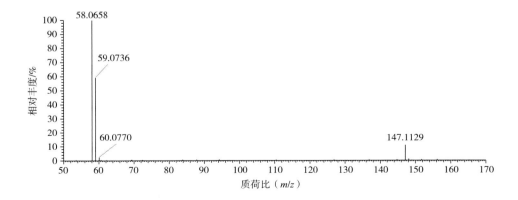

5 曲美他嗪
(Trimetazidine)

（1）化合物信息

中文名	曲美他嗪
别名	—
CAS 登录号	5011 – 34 – 7
分子式	$C_{14}H_{22}N_2O_3$
结构式	
单一同位素相对分子质量	266. 1630
离子加合形式	ESI 源，$[M+H]^+$
色谱保留时间	0. 49min

（2）提取离子流色谱图

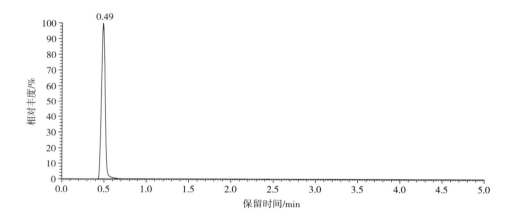

（3）母离子质谱图

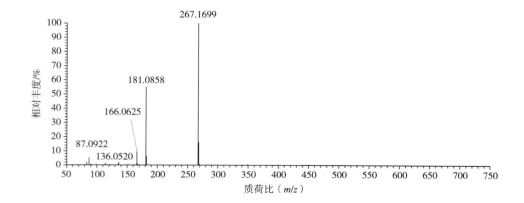

（4）子离子质谱图

①碰撞能量 10eV

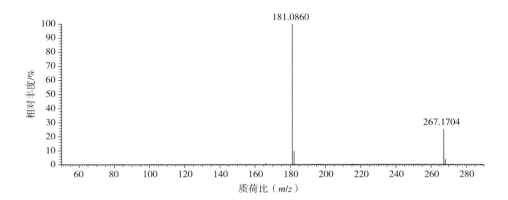

②碰撞能量 35eV

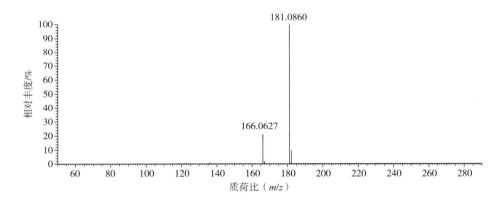

③碰撞能量 55eV

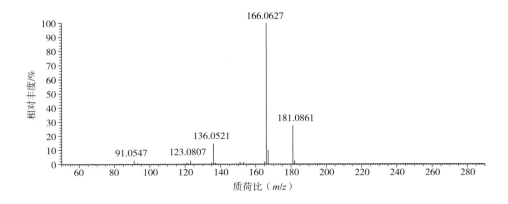

6 他莫昔芬
(Tamoxifen)

（1）化合物信息

中文名	他莫昔芬
别名	它莫西芬、三苯氧胺
CAS 登录号	10540 – 29 – 1
分子式	$C_{26}H_{29}NO$
结构式	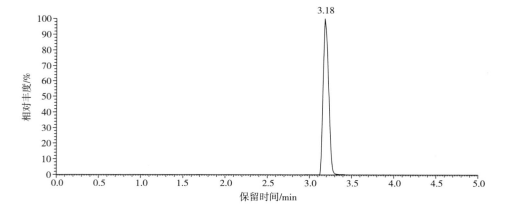
单一同位素相对分子质量	371. 2249
离子加合形式	ESI 源，$[M + H]^+$
色谱保留时间	3. 18min

（2）提取离子流色谱图

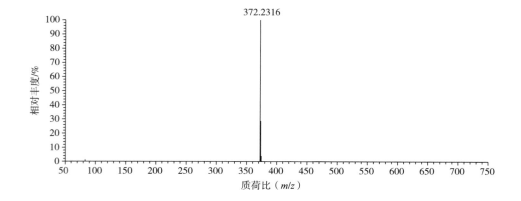

（3）母离子质谱图

（4）子离子质谱图

①碰撞能量 10eV

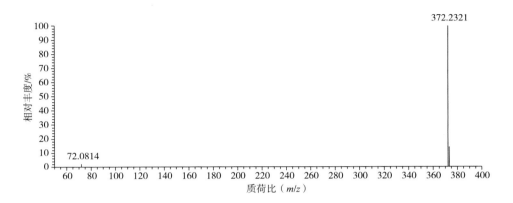

②碰撞能量 35eV

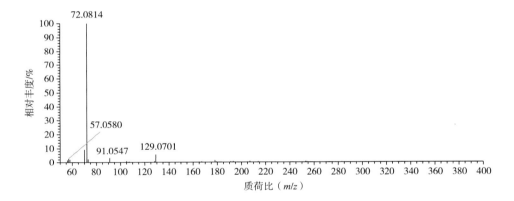

③碰撞能量 55eV

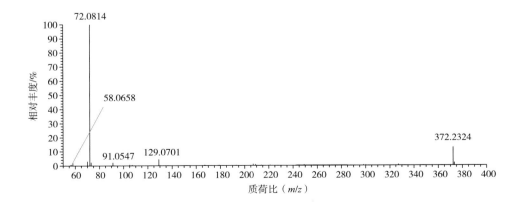

（1）化合物信息

中文名	托瑞米芬
别名	托马黎芬
CAS 登录号	89778 – 26 – 7
分子式	$C_{26}H_{28}ClNO$
结构式	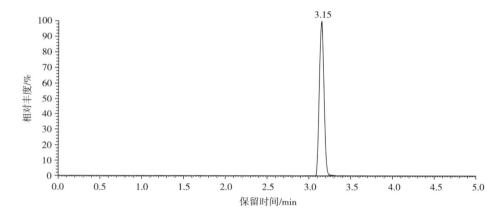
单一同位素相对分子质量	405. 1859
离子加合形式	ESI 源，$[M+H]^+$
色谱保留时间	3. 15min

（2）提取离子流色谱图

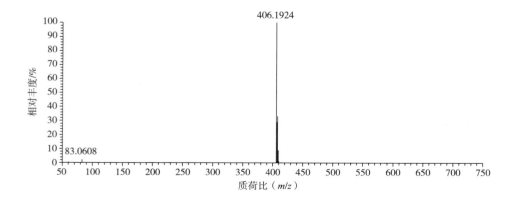

（3）母离子质谱图

（4）子离子质谱图

①碰撞能量 10eV

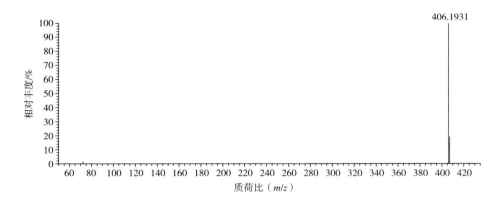

②碰撞能量 35eV

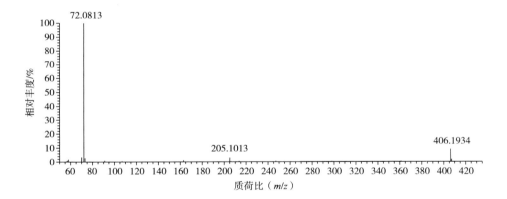

③碰撞能量 55eV

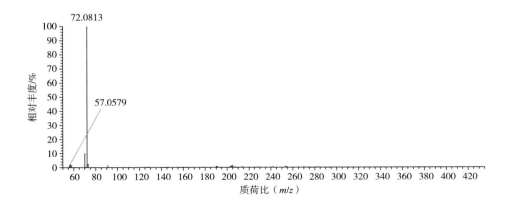

四、利尿剂和掩蔽剂

利尿剂（Diuretics）和掩蔽剂（Masking agents）包括阿米洛利、氨苯蝶啶、卞氟噻嗪、苄噻嗪、泊利噻嗪等，是一类能促进肾脏的排尿功能从而增加尿量的药物。利尿作用主要通过影响肾小球的过滤、肾小管的重吸收和分泌等功能而实现，但主要是影响肾小管的重吸收。利尿剂在临床上通过帮助快速减掉体内水分而用于治疗高血压和水肿等疾病，作为一种兴奋剂可以使运动员迅速减轻体重，在某些运动（如拳击或摔跤）中带来优势，同时也可以帮助运动员快速减肥或稀释体内的其他违禁物质以逃避检测。

掩蔽作用主要可以掩盖或干扰违禁药物检查，影响兴奋剂检查结果，使运动员可以继续使用提高成绩的药物而不会被检测到，从而提高运动成绩。例如，碳酸酐酶抑制剂组的利尿剂会导致尿液呈碱性，从而抑制碱性兴奋剂的排泄，导致兴奋剂的阴性分析。丙磺舒能有效减少合成类固醇和抗生素的排泄，使尿液中的类固醇浓度降低至原来的十分之一。因此，在使用丙磺舒后对合成类固醇和抗生素的准确分析是不可能的。

《世界反兴奋剂条例　国际标准　禁用清单》（2023 年）S5 中明确将利尿剂和掩蔽剂列为禁用物质，规定为所有场合禁用（赛内和赛外）；除非运动员已经获得该阈值物质以及利尿剂或掩蔽剂的治疗用药豁免（TUE）批准。

（1）化合物信息

中文名	阿米洛利
别名	5 - (N,N - 六亚甲基) 阿米洛利
CAS 登录号	1428 - 95 - 1
分子式	$C_{12}H_{18}ClN_7O$
结构式	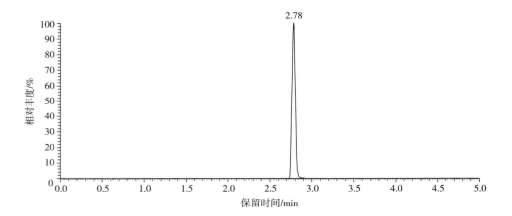
单一同位素相对分子质量	311.1261
离子加合形式	ESI 源，[M + H]$^+$
色谱保留时间	2.78min

（2）提取离子流色谱图

（3）母离子质谱图

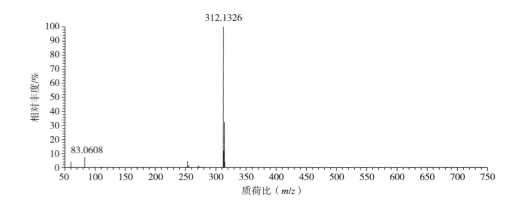

（4）子离子质谱图

①碰撞能量 10eV

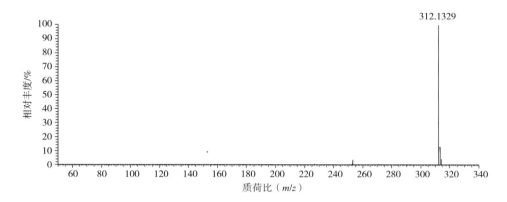

②碰撞能量 35eV

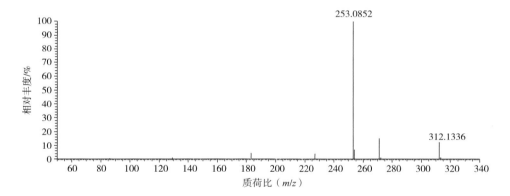

③碰撞能量 55eV

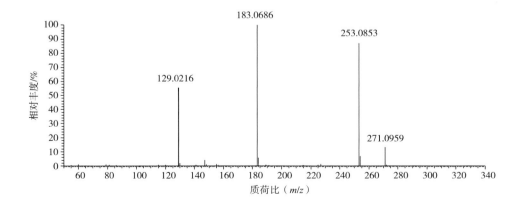

2 氨苯蝶啶
(Triamterene)

(1)化合物信息

中文名	氨苯蝶啶
别名	三氨喋啶
CAS 登录号	396 – 01 – 0
分子式	$C_{12}H_{11}N_7$
结构式	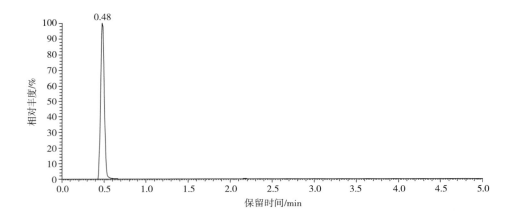
单一同位素相对分子质量	253.1076
离子加合形式	ESI 源，[M + H]$^+$
色谱保留时间	0.48min

(2)提取离子流色谱图

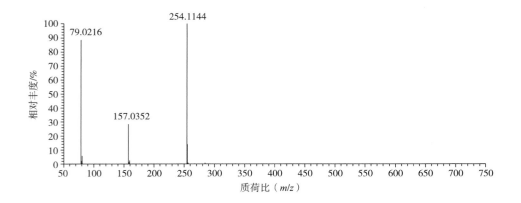

(3)母离子质谱图

食品中危害物液相色谱－四极杆－静电场轨道阱高分辨质谱图集：
食源性兴奋剂

（4）子离子质谱图

①碰撞能量10eV

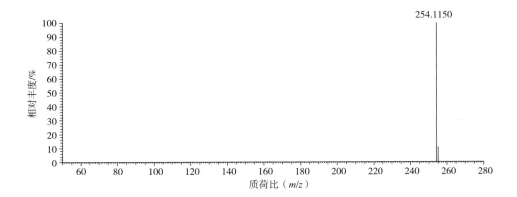

②碰撞能量35eV

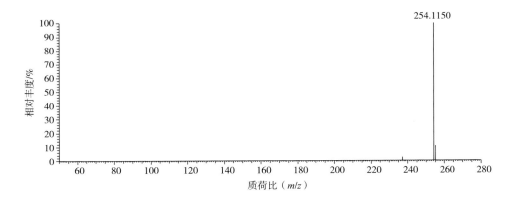

③碰撞能量55eV

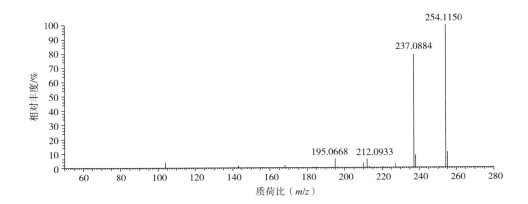

3 卞氟噻嗪
(Bendroflumethiazide)

（1）化合物信息

中文名	卞氟噻嗪
别名	苄氟噻嗪
CAS 登录号	73－48－3
分子式	$C_{15}H_{14}F_3N_3O_4S_2$
结构式	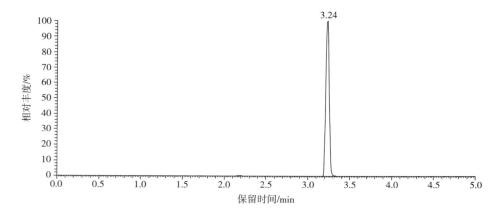
单一同位素相对分子质量	421.0378
离子加合形式	ESI 源，［M－H］⁻
色谱保留时间	3.24min

（2）提取离子流色谱图

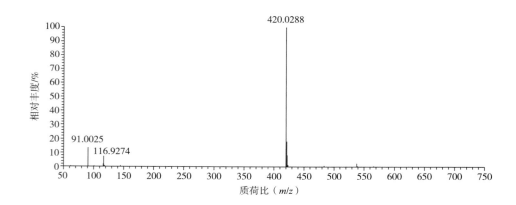

（3）母离子质谱图

（4）子离子质谱图

①碰撞能量 10eV

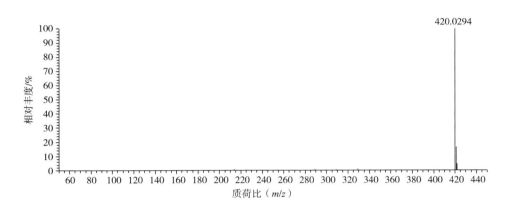

②碰撞能量 35eV

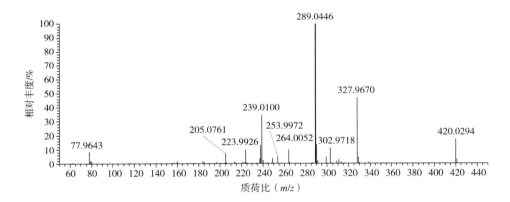

③碰撞能量 55eV

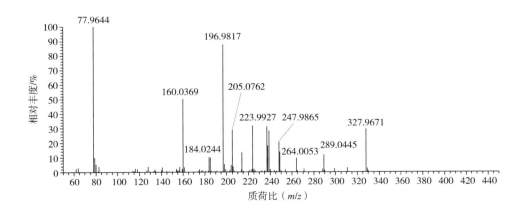

（1）化合物信息

中文名	苄噻嗪
别名	苄硫噻嗪、苄硫醚氯噻嗪、苯并噻嗪
CAS 登录号	91－33－8
分子式	$C_{15}H_{14}ClN_3O_4S_3$
结构式	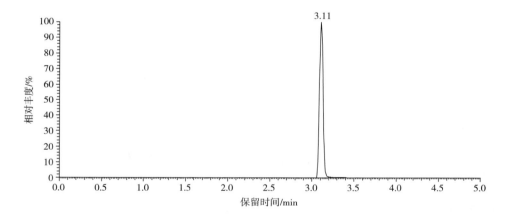
单一同位素相对分子质量	430.9835
离子加合形式	ESI 源，$[M-H]^-$
色谱保留时间	3.11min

（2）提取离子流色谱图

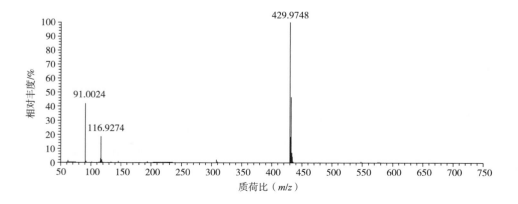

（3）母离子质谱图

（4）子离子质谱图

①碰撞能量10eV

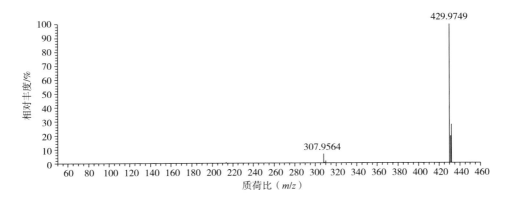

②碰撞能量35eV

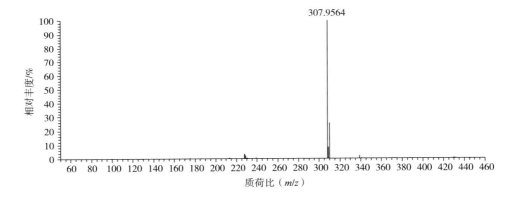

③碰撞能量55eV

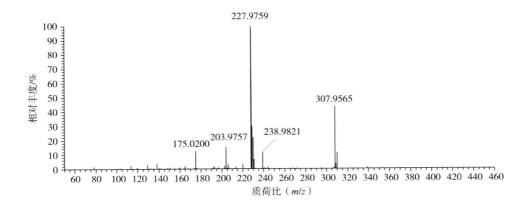

5 丙磺舒 (Probenecid)

（1）化合物信息

中文名	丙磺舒
别名	羧苯磺胺
CAS 登录号	57－66－9
分子式	$C_{13}H_{19}NO_4S$
结构式	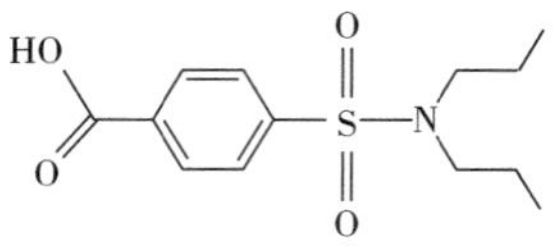
单一同位素相对分子质量	285. 1035
离子加合形式	ESI 源，[M＋H]$^+$
色谱保留时间	3. 42min

（2）提取离子流色谱图

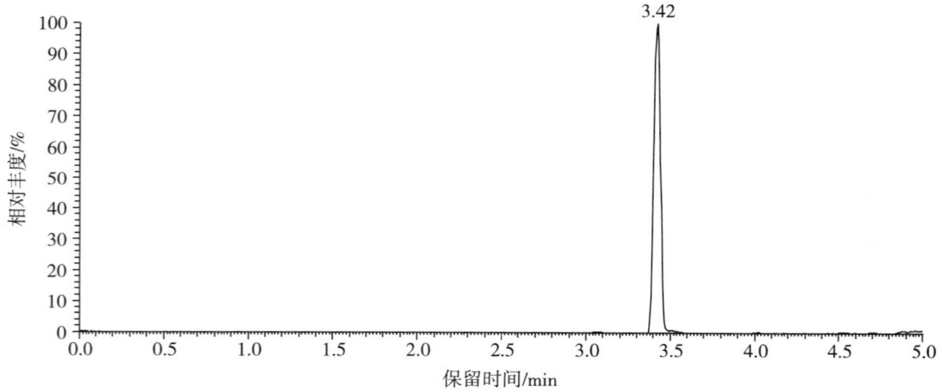

（3）母离子质谱图应该是286. 1107 这个峰

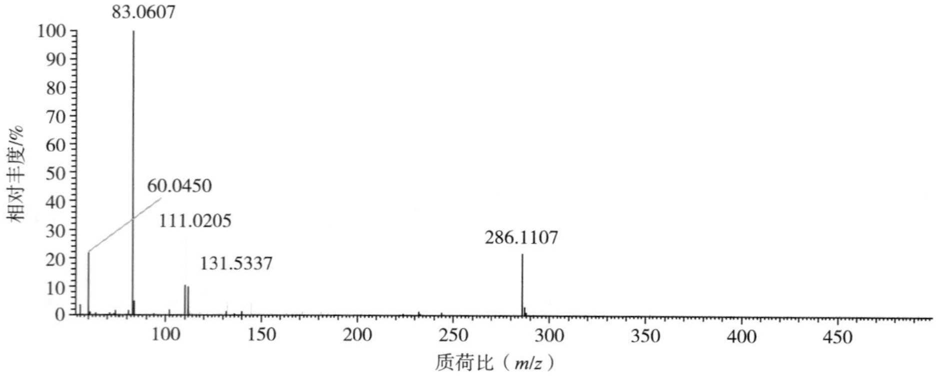

（4）子离子质谱图

①碰撞能量 10eV

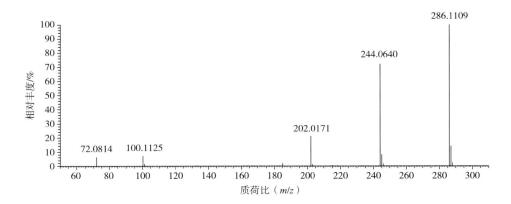

②碰撞能量 35eV

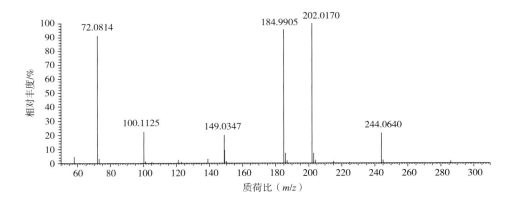

③碰撞能量 55eV

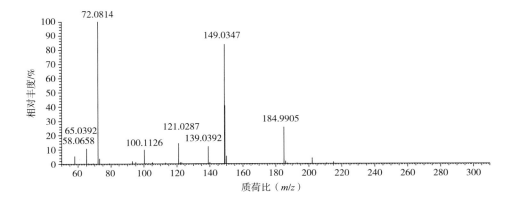

6 泊利噻嗪
(Polythiazide)

（1）化合物信息

中文名	泊利噻嗪
别名	多噻嗪
CAS 登录号	346 – 18 – 9
分子式	$C_{11}H_{13}ClF_3N_3O_4S_3$
结构式	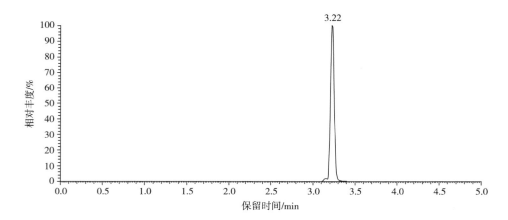
单一同位素相对分子质量	438.9709
离子加合形式	ESI 源，［M – H］$^-$
色谱保留时间	3.22min

（2）提取离子流色谱图

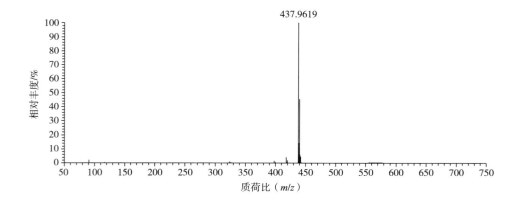

（3）母离子质谱图

食品中危害物液相色谱－四极杆－静电场轨道阱高分辨质谱图集：
食源性兴奋剂

（4）子离子质谱图

①碰撞能量10eV

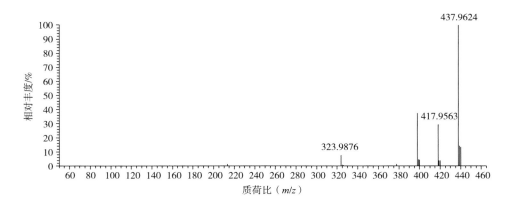

②碰撞能量35eV

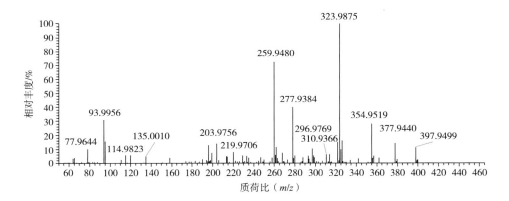

③碰撞能量55eV

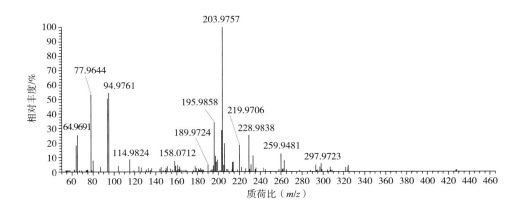

7 布美他尼
(Bumetanide)

（1）化合物信息

中文名	布美他尼
别名	利尿胺
CAS 登录号	28395 – 03 – 1
分子式	$C_{17}H_{20}N_2O_5S$
结构式	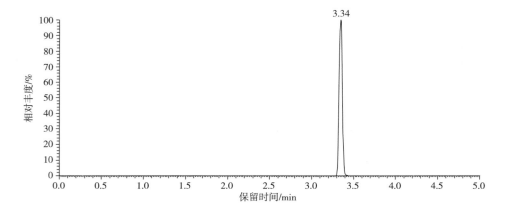
单一同位素相对分子质量	364.1093
离子加合形式	ESI 源，[M + H]$^+$
色谱保留时间	3.34min

（2）提取离子流色谱图

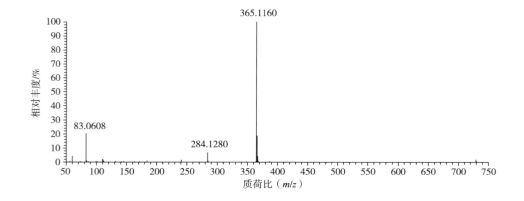

（3）母离子质谱图

食品中危害物液相色谱 – 四极杆 – 静电场轨道阱高分辨质谱图集：
食源性兴奋剂

（4）子离子质谱图

①碰撞能量10eV

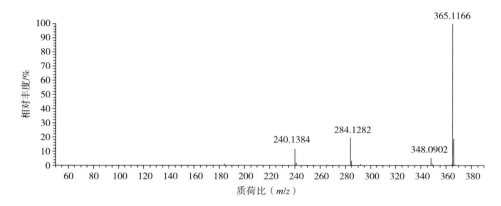

②碰撞能量35eV

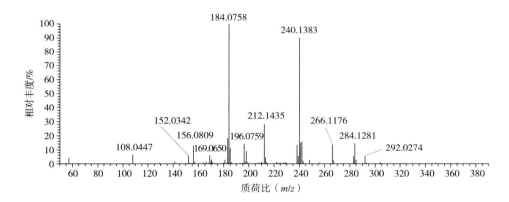

③碰撞能量55eV

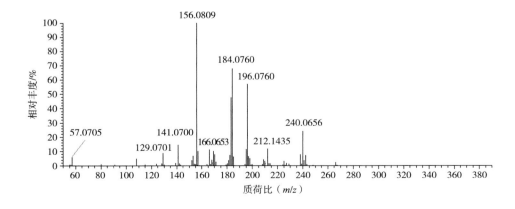

8 呋塞米
(Furosemide)

（1）化合物信息

中文名	呋塞米
别名	呋喃苯胺酸、利尿灵
CAS 登录号	54 – 31 – 9
分子式	$C_{12}H_{11}ClN_2O_5S$
结构式	
单一同位素相对分子质量	330.0077
离子加合形式	ESI 源，[M – H]⁻
色谱保留时间	2.98min

（2）提取离子流色谱图

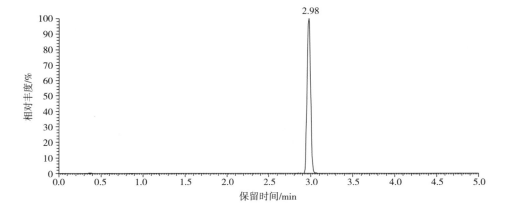

（3）母离子质谱图

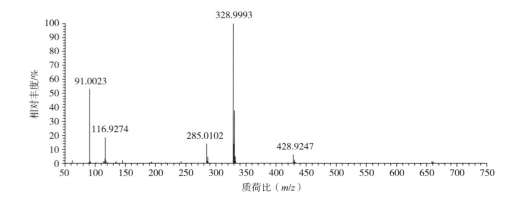

（4）子离子质谱图

　　①碰撞能量10eV

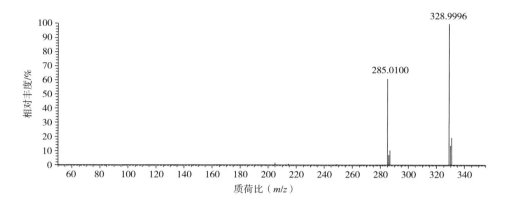

　　②碰撞能量35eV

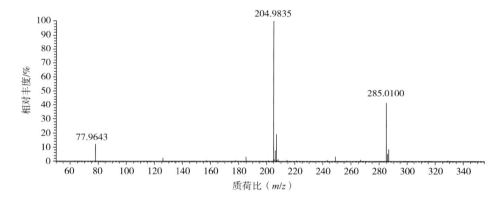

　　③碰撞能量55eV

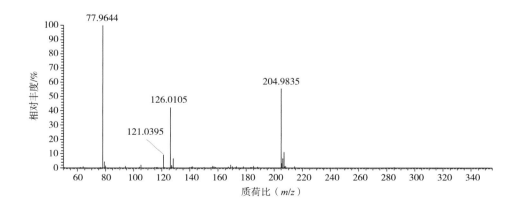

9 环噻嗪
(Cyclothiazide)

（1）化合物信息

中文名	环噻嗪
别名	莰烯氯噻嗪
CAS 登录号	2259 – 96 – 3
分子式	$C_{14}H_{16}ClN_3O_4S_2$
结构式	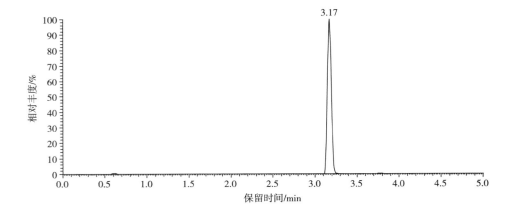
单一同位素相对分子质量	389.0271
离子加合形式	ESI 源，[M – H]$^-$
色谱保留时间	3.17min

（2）提取离子流色谱图

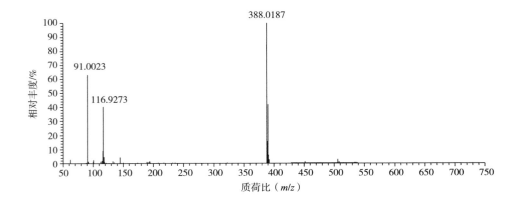

（3）母离子质谱图

食品中危害物液相色谱 – 四极杆 – 静电场轨道阱高分辨质谱图集：
食源性兴奋剂

（4）子离子质谱图

①碰撞能量10eV

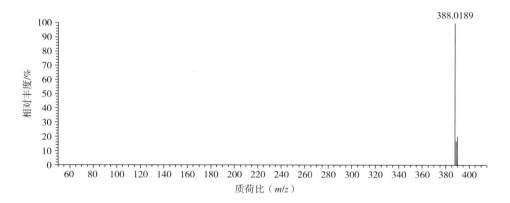

②碰撞能量35eV

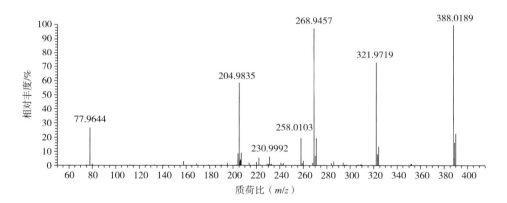

③碰撞能量55eV

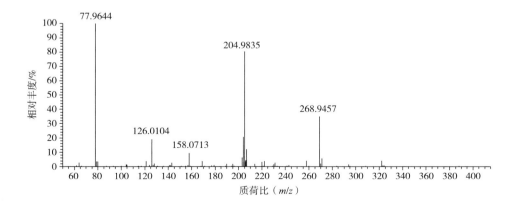

10 环戊噻嗪
(Cyclopenthiazide)

（1）化合物信息

中文名	环戊噻嗪
别名	环戊甲噻嗪
CAS 登录号	742 – 20 – 1
分子式	$C_{13}H_{18}ClN_3O_4S_2$
结构式	
单一同位素相对分子质量	379.0427
离子加合形式	ESI 源，[M – H]$^-$
色谱保留时间	3.26min

（2）提取离子流色谱图

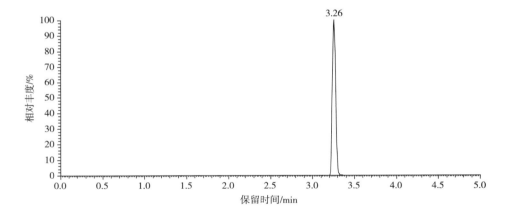

（3）母离子质谱图

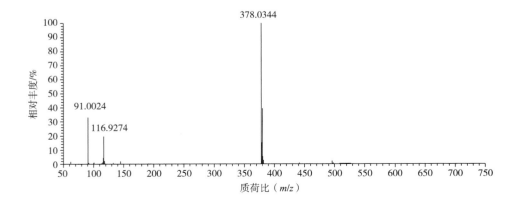

（4）子离子质谱图

①碰撞能量10eV

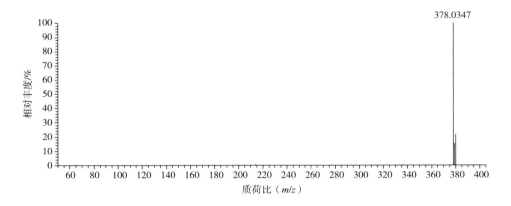

②碰撞能量35eV

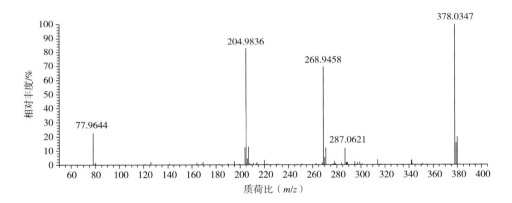

③碰撞能量55eV

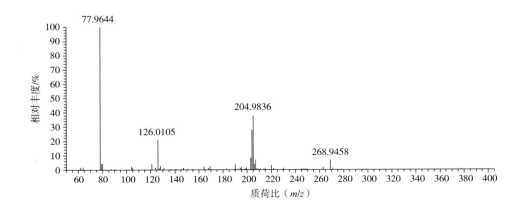

11 甲苯噻嗪
(Xylazine)

（1）化合物信息

中文名	甲苯噻嗪
别名	甲苄噻嗪、赛拉嗪
CAS 登录号	7361 – 61 – 7
分子式	$C_{12}H_{16}N_2S$
结构式	
单一同位素相对分子质量	220. 1034
离子加合形式	ESI 源，$[M+H]^+$
色谱保留时间	0. 55min

（2）提取离子流色谱图

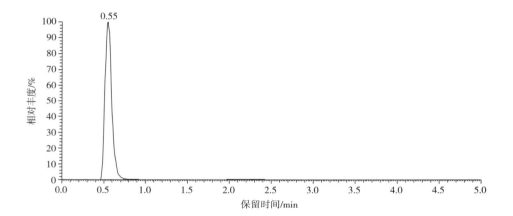

（3）母离子质谱图

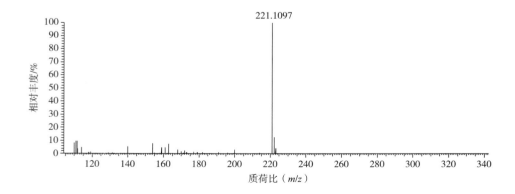

（4）子离子质谱图

①碰撞能量10eV

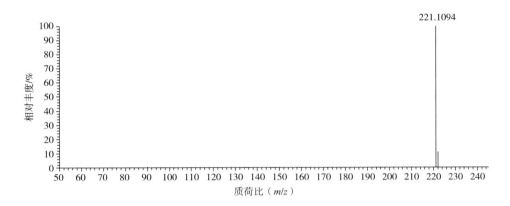

②碰撞能量35eV

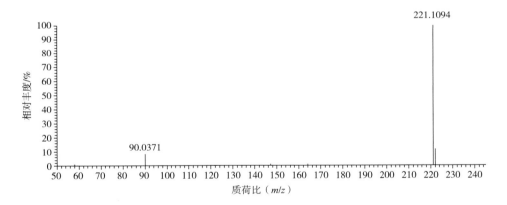

③碰撞能量55eV

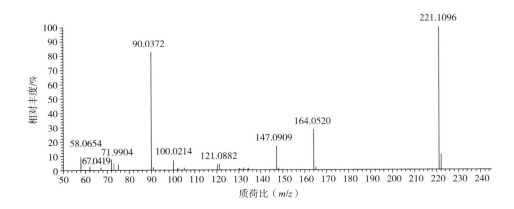

12 甲氯噻嗪
(Methyclothiazide)

（1）化合物信息

中文名	甲氯噻嗪
别名	氯甲氢氧噻嗪、氢氧噻嗪
CAS 登录号	135 – 07 – 9
分子式	$C_9H_{11}Cl_2N_3O_4S_2$
结构式	
单一同位素相对分子质量	358.9568
离子加合形式	ESI 源，［M – H］⁻
色谱保留时间	2.88min

（2）提取离子流色谱图

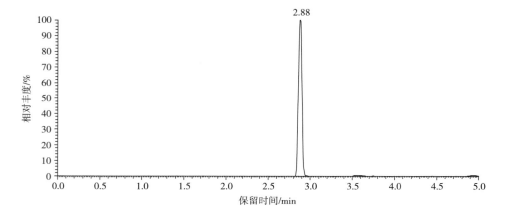

（3）母离子质谱图

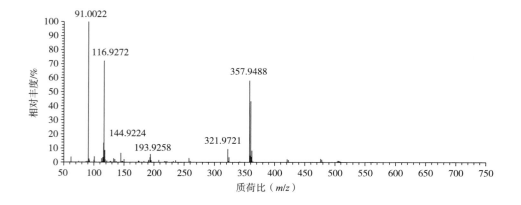

（4）子离子质谱图

①碰撞能量10eV

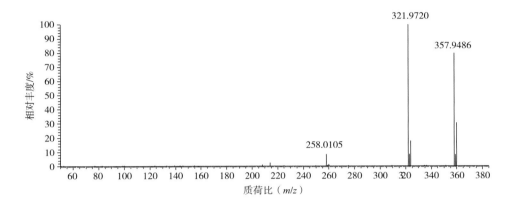

②碰撞能量35eV

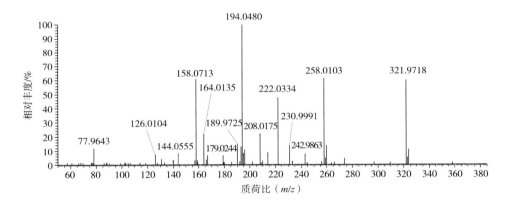

③碰撞能量55eV

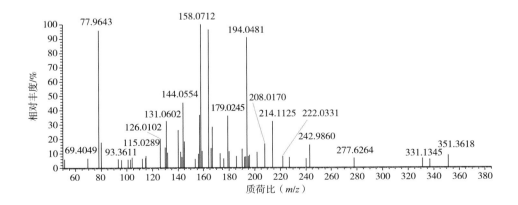

13 坎利酮
(Canrenone)

（1）化合物信息

中文名	坎利酮
别名	—
CAS 登录号	976 - 71 - 6
分子式	$C_{22}H_{28}O_3$
结构式	
单一同位素相对分子质量	340. 2039
离子加合形式	ESI 源，$[M+H]^+$
色谱保留时间	3. 56min

（2）提取离子流色谱图

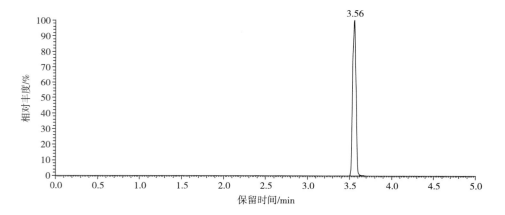

（3）母离子质谱图

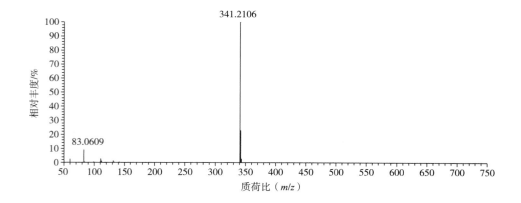

（4）子离子质谱图

①碰撞能量 10eV

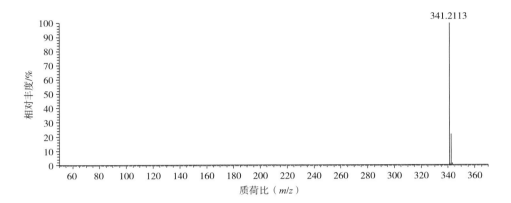

②碰撞能量 35eV

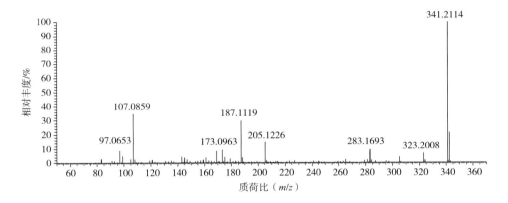

③碰撞能量 55eV

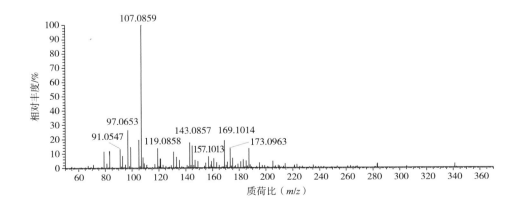

14 螺内酯
(Spironolactone)

（1）化合物信息

中文名	螺内酯
别名	螺瑞酮、螺甾内酯
CAS 登录号	52－01－7
分子式	$C_{24}H_{32}O_4S$
结构式	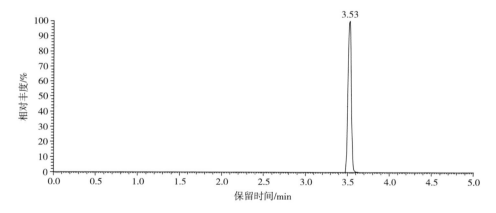
单一同位素相对分子质量	416.2021
离子加合形式	ESI 源，$[M－C_2H_4OS＋H]^+$
色谱保留时间	3.53min

（2）提取离子流色谱图

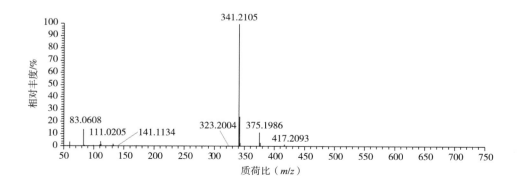

（3）母离子质谱图

（4）子离子质谱图

①碰撞能量10eV

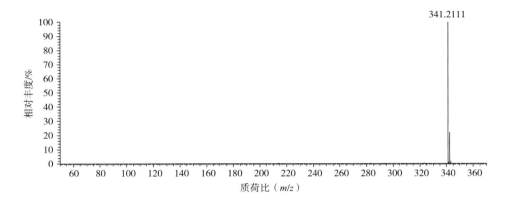

②碰撞能量35eV

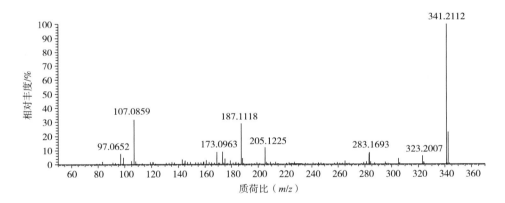

③碰撞能量55eV

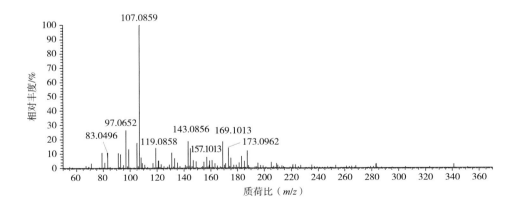

15 氯噻嗪
(Chlorothiazide)

（1）化合物信息

中文名	氯噻嗪
别名	—
CAS 登录号	58 – 94 – 6
分子式	$C_7H_6ClN_3O_4S_2$
结构式	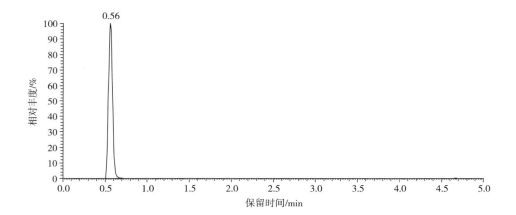
单一同位素相对分子质量	294.9488
离子加合形式	ESI 源，［M – H］⁻
色谱保留时间	0.56min

（2）提取离子流色谱图

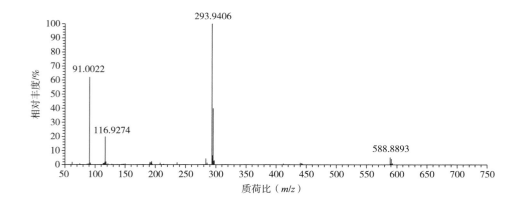

（3）母离子质谱图

食品中危害物液相色谱－四极杆－静电场轨道阱高分辨质谱图集：
食源性兴奋剂

（4）子离子质谱图

①碰撞能量10eV

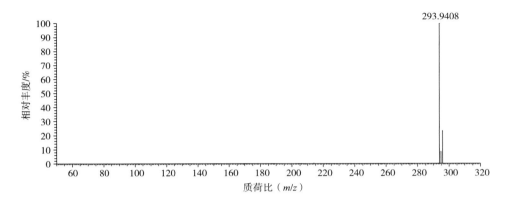

②碰撞能量35eV

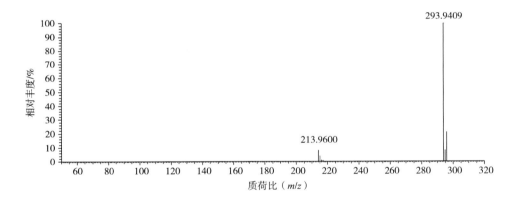

③碰撞能量55eV

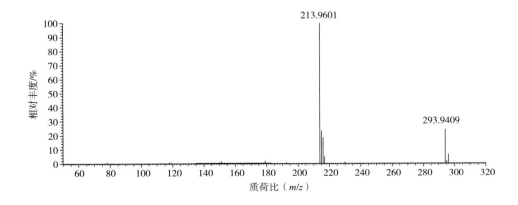

16 氯噻酮
(Chlortalidone)

（1）化合物信息

中文名	氯噻酮
别名	—
CAS 登录号	77 – 36 – 1
分子式	$C_{14}H_{11}ClN_2O_4S$
结构式	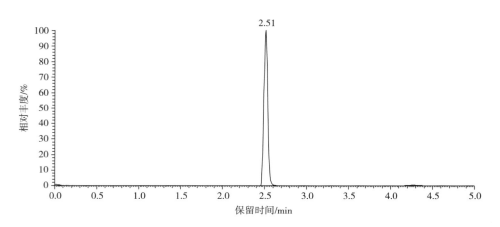
单一同位素相对分子质量	338.0128
离子加合形式	ESI 源，［M – H］⁻
色谱保留时间	2.51min

（2）提取离子流色谱图

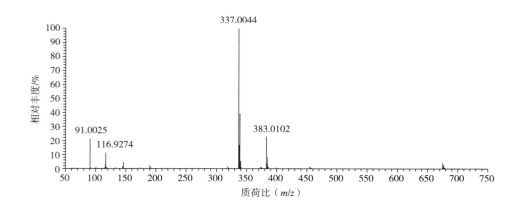

（3）母离子质谱图

（4）子离子质谱图

①碰撞能量10eV

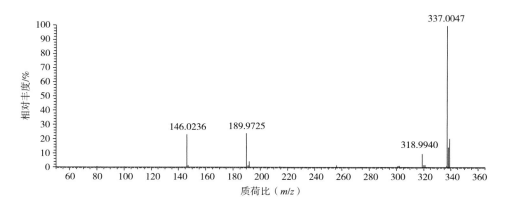

②碰撞能量35eV

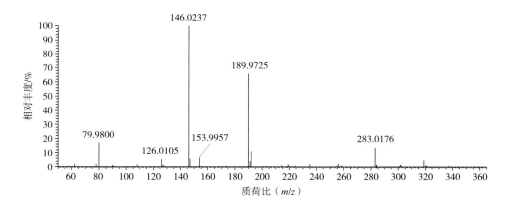

③碰撞能量55eV

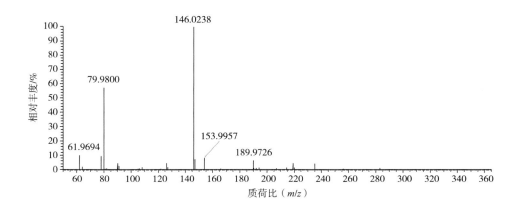

17 美托拉宗
(Metolazone)

（1）化合物信息

中文名	美托拉宗
别名	米托拉腙、甲醋唑胺
CAS 登录号	17560 - 51 - 9
分子式	$C_{16}H_{16}ClN_3O_3S$
结构式	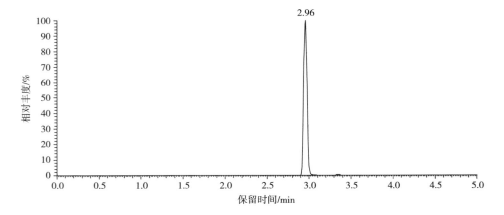
单一同位素相对分子质量	365.0601
离子加合形式	ESI 源，[M + H]$^+$
色谱保留时间	2.96min

（2）提取离子流色谱图

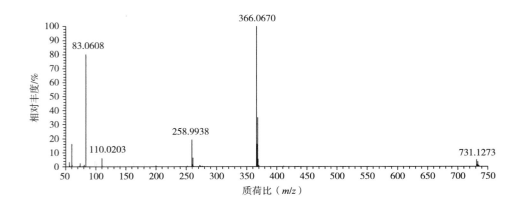

（3）母离子质谱图

食品中危害物液相色谱 – 四极杆 – 静电场轨道阱高分辨质谱图集：
食源性兴奋剂

（4）子离子质谱图

①碰撞能量 10eV

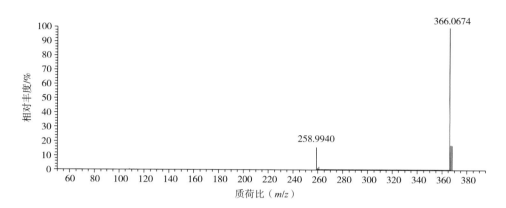

②碰撞能量 35eV

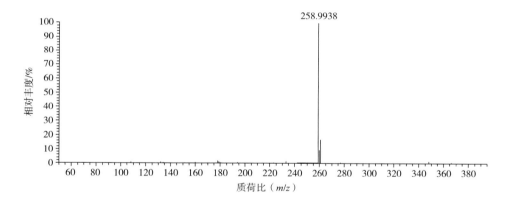

③碰撞能量 55eV

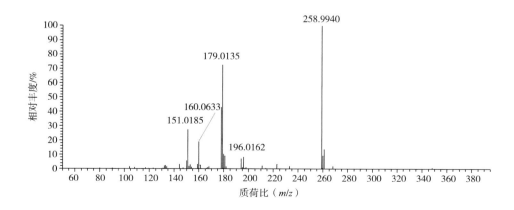

18 氢氯噻嗪
(Hydrochlorothiazide)

（1）化合物信息

中文名	氢氯噻嗪
别名	双氢氯噻嗪、双氢克尿噻
CAS 登录号	58－93－5
分子式	$C_7H_8ClN_3O_4S_2$
结构式	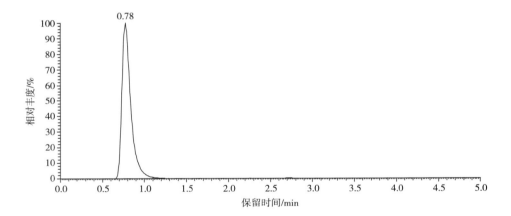
单一同位素相对分子质量	296.9645
离子加合形式	ESI 源，$[M-H]^-$
色谱保留时间	0.78min

（2）提取离子流色谱图

（3）母离子质谱图

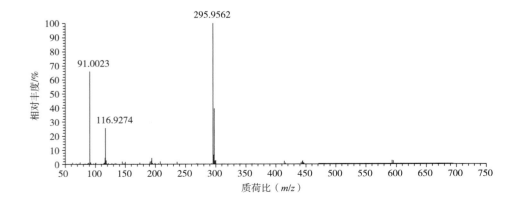

（4）子离子质谱图

①碰撞能量10eV

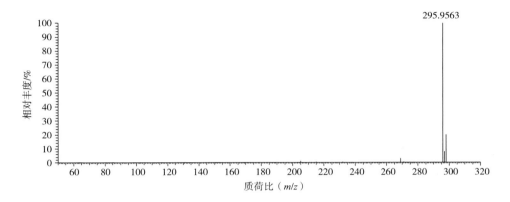

②碰撞能量35eV

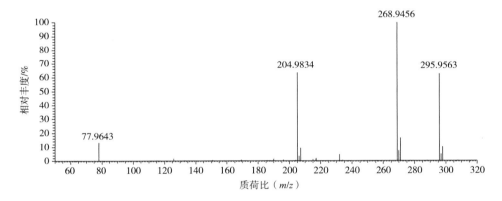

③碰撞能量55eV

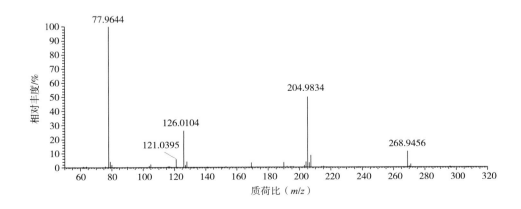

19 去氨加压素
(Desmopressin)

（1）化合物信息

中文名	去氨加压素
别名	的斯加压素、醋酸去氨压素
CAS 登录号	16679 – 58 – 6
分子式	$C_{46}H_{64}N_{14}O_{12}S_2$
结构式	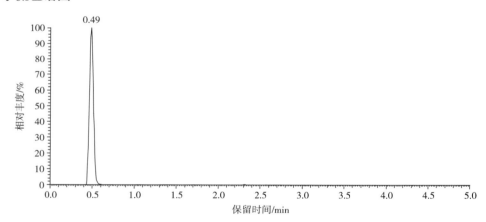
单一同位素相对分子质量	1068.4270
离子加合形式	ESI 源，$[M+H]^+$
色谱保留时间	0.49min

（2）提取离子流色谱图

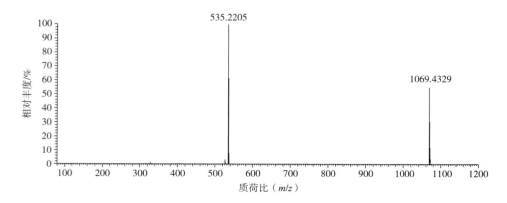

（3）母离子质谱图

（4）子离子质谱图

①碰撞能量10eV

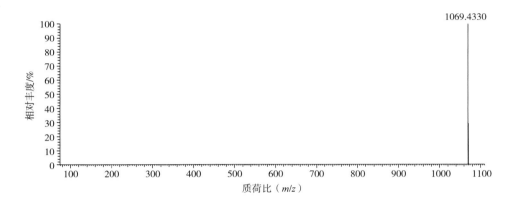

②碰撞能量35eV

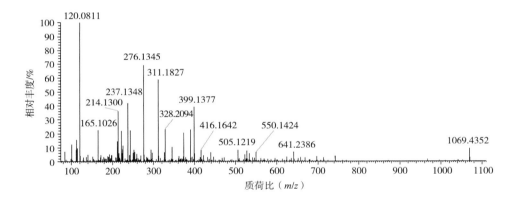

③碰撞能量55eV

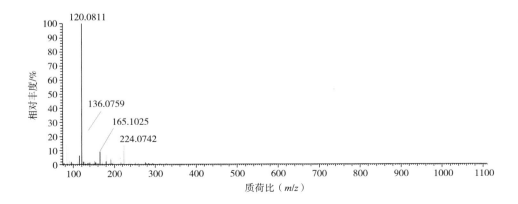

20 托伐普坦
(Tolvaptan)

（1）化合物信息

中文名	托伐普坦
别名	—
CAS 登录号	150683 – 30 – 0
分子式	$C_{26}H_{25}ClN_2O_3$
结构式	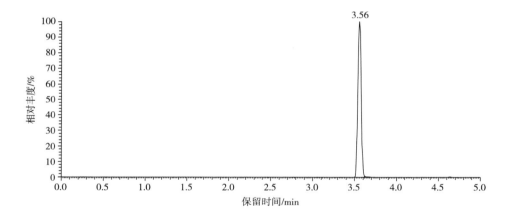
单一同位素相对分子质量	448.1554
离子加合形式	ESI 源，$[M+H]^+$
色谱保留时间	3.56min

（2）提取离子流色谱图

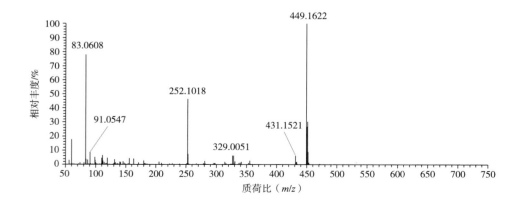

（3）母离子质谱图

食品中危害物液相色谱 - 四极杆 - 静电场轨道阱高分辨质谱图集：
食源性兴奋剂

（4）子离子质谱图

①碰撞能量10eV

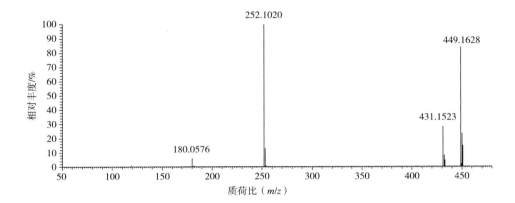

②碰撞能量35eV

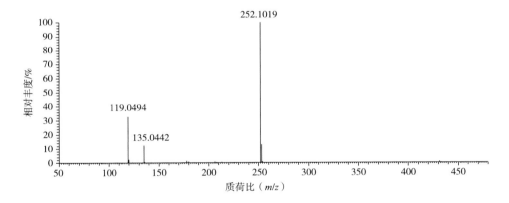

③碰撞能量55eV

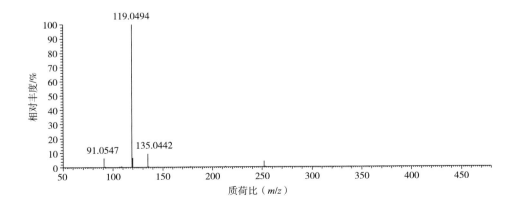

21 托拉塞米
(Torasemide)

（1）化合物信息

中文名	托拉塞米
别名	—
CAS 登录号	56211 – 40 – 6
分子式	$C_{16}H_{20}N_4O_3S$
结构式	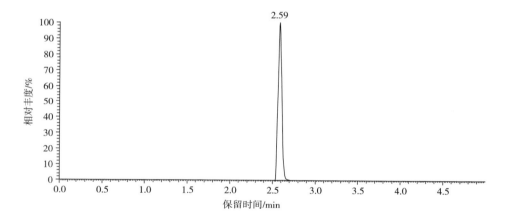
单一同位素相对分子质量	348.1256
离子加合形式	ESI 源，$[M+H]^+$
色谱保留时间	2.59min

（2）提取离子流色谱图

（3）母离子质谱图

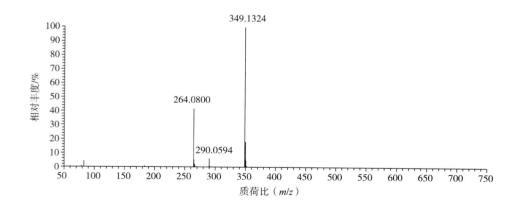

（4）子离子质谱图

①碰撞能量10eV

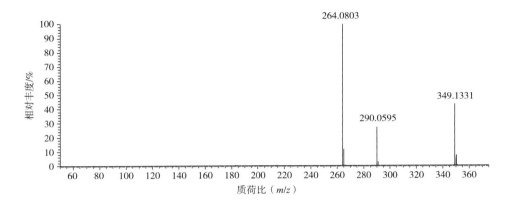

②碰撞能量35eV

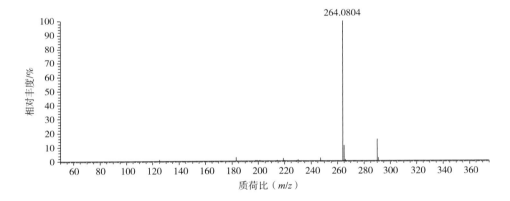

③碰撞能量55eV

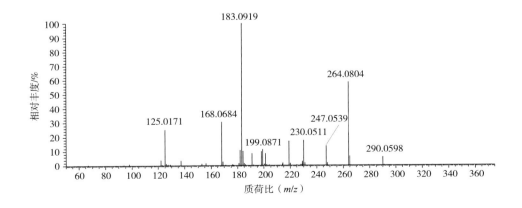

22 依匹噻嗪
(Flurese)

（1）化合物信息

中文名	依匹噻嗪
别名	—
CAS 登录号	1764 - 85 - 8
分子式	$C_{10}H_{11}ClF_3N_3O_4S_3$
结构式	
单一同位素相对分子质量	424.9552
离子加合形式	ESI 源，[M - H]⁻
色谱保留时间	3.06min

（2）提取离子流色谱图

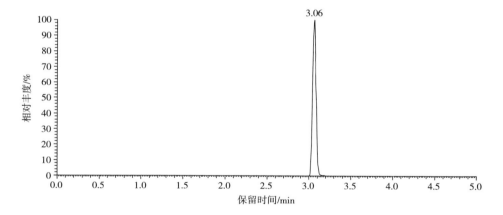

（3）母离子质谱图

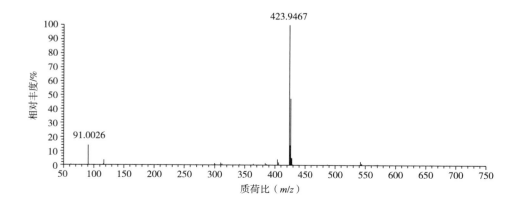

（4）子离子质谱图

①碰撞能量 10eV

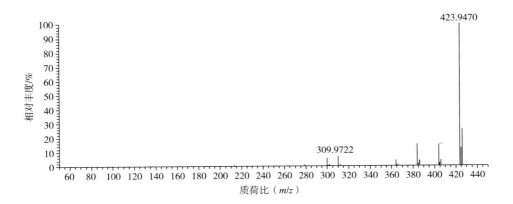

②碰撞能量 35eV

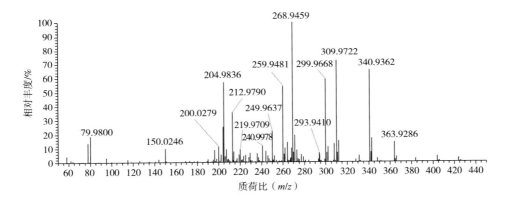

③碰撞能量 55eV

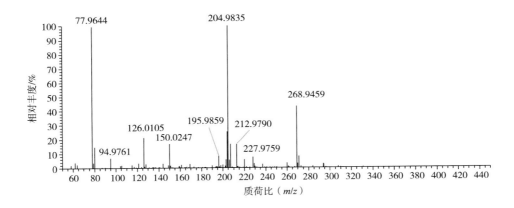

23 依普利酮
(Eplerenone)

（1）化合物信息

中文名	依普利酮
别名	埃普利酮
CAS 登录号	107724 – 20 – 9
分子式	$C_{24}H_{30}O_6$
结构式	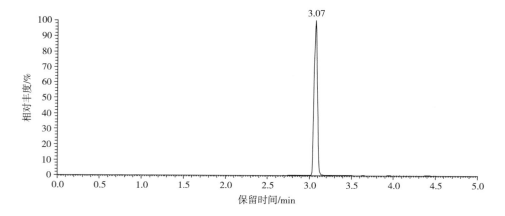
单一同位素相对分子质量	414.2043
离子加合形式	ESI 源，$[M+H]^+$
色谱保留时间	3.07min

（2）提取离子流色谱图

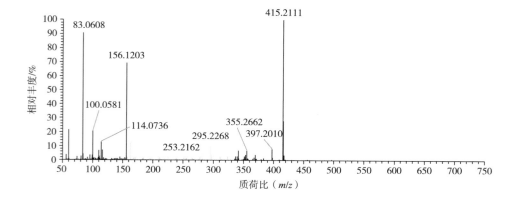

（3）母离子质谱图

（4）子离子质谱图

①碰撞能量10eV

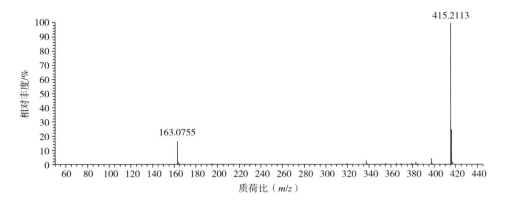

②碰撞能量35eV

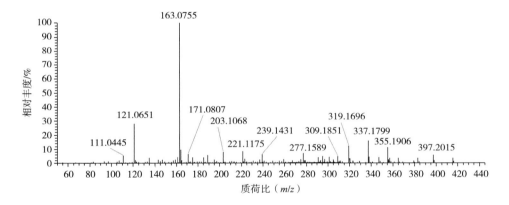

③碰撞能量55eV

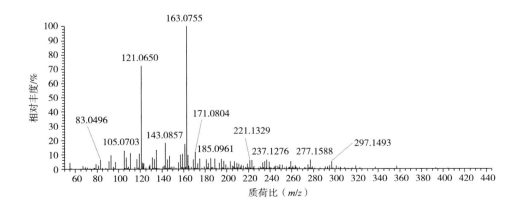

24 依他尼酸
(Ethacrynic acid)

（1）化合物信息

中文名	依他尼酸
别名	利尿酸
CAS 登录号	58 – 54 – 8
分子式	$C_{13}H_{12}Cl_2O_4$
结构式	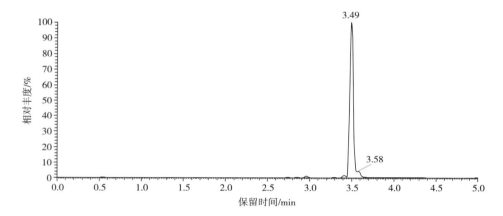
单一同位素相对分子质量	302.0113
离子加合形式	ESI 源，$[M+H]^+$
色谱保留时间	3.49min

（2）提取离子流色谱图

（3）母离子质谱图

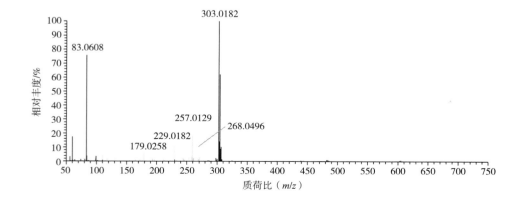

（4）子离子质谱图

①碰撞能量10eV

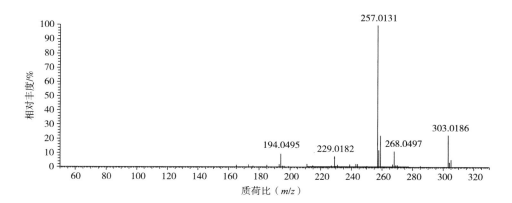

②碰撞能量35eV

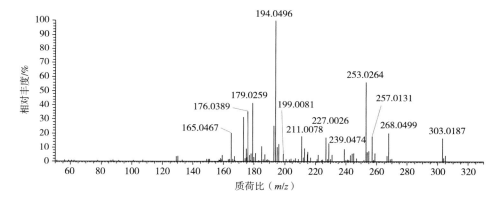

③碰撞能量55eV

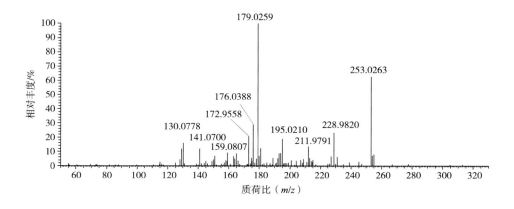

25 乙酰唑胺
(Acetazolamide)

（1）化合物信息

中文名	乙酰唑胺
别名	醋氮酰胺
CAS 登录号	59 – 66 – 5
分子式	$C_4H_6N_4O_3S_2$
结构式	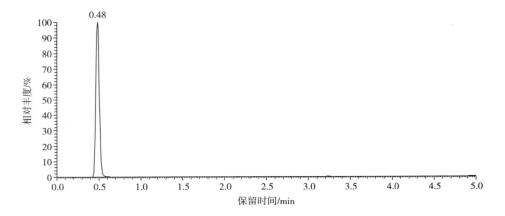
单一同位素相对分子质量	221.9881
离子加合形式	ESI 源，［M – H］⁻
色谱保留时间	0.48min

（2）提取离子流色谱图

（3）母离子质谱图

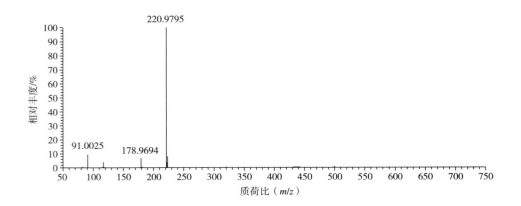

（4）子离子质谱图

①碰撞能量 10eV

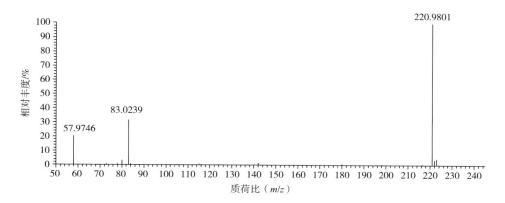

②碰撞能量 35eV

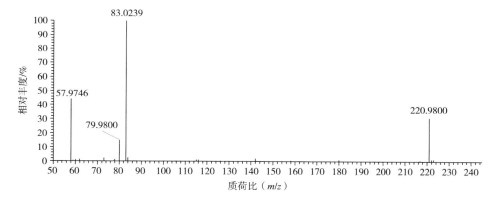

③碰撞能量 55eV

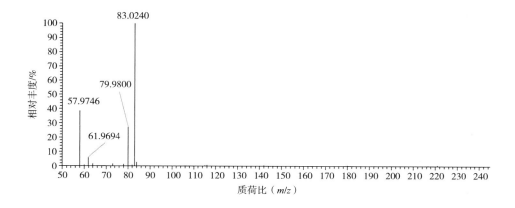

26 吲达帕胺
(Indapamide)

（1）化合物信息

中文名	吲达帕胺
别名	吲满胺、吲满速尿
CAS 登录号	26807－65－8
分子式	$C_{16}H_{16}ClN_3O_3S$
结构式	
单一同位素相对分子质量	365.0601
离子加合形式	ESI 源，[M＋H]$^+$
色谱保留时间	3.06min

（2）提取离子流色谱图

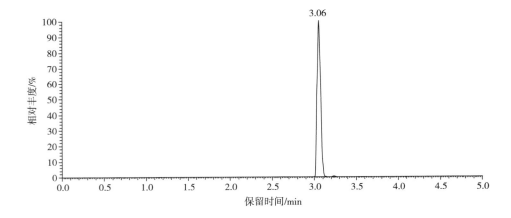

（3）母离子质谱图

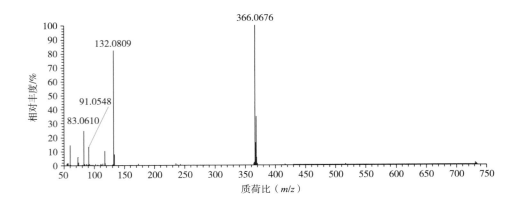

（4）子离子质谱图

①碰撞能量10eV

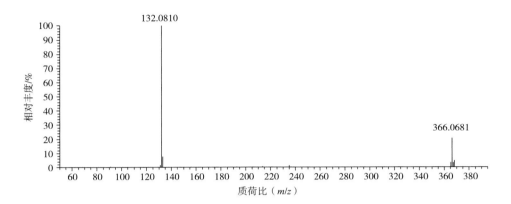

②碰撞能量35eV

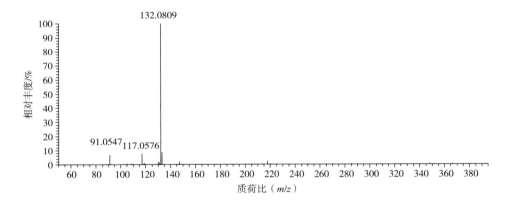

③碰撞能量55eV

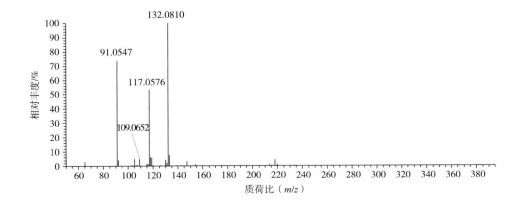

27 4-氨基-6-氯苯-1,3-二磺酰胺
(4-Amino-6-chlorobenzene-1,3-disulphonamide)

（1）化合物信息

中文名	4－氨基－6－氯苯－1,3－二磺酰胺
别名	精磺胺
CAS 登录号	121－30－2
分子式	$C_6H_8ClN_3O_4S_2$
结构式	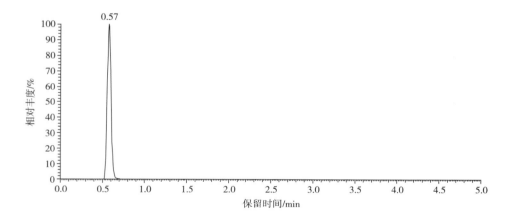
单一同位素相对分子质量	284.9645
离子加合形式	ESI 源，［M－H］⁻
色谱保留时间	0.57min

（2）提取离子流色谱图

（3）母离子质谱图

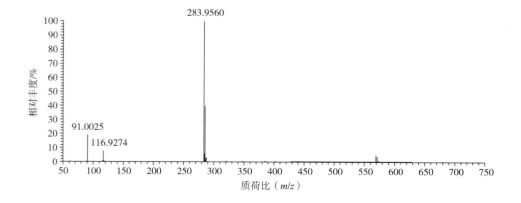

（4）子离子质谱图

①碰撞能量10eV

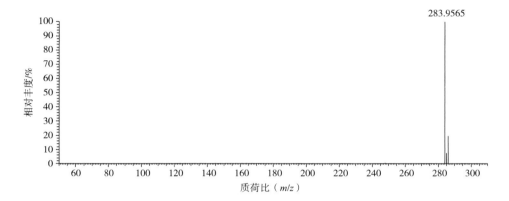

②碰撞能量35eV

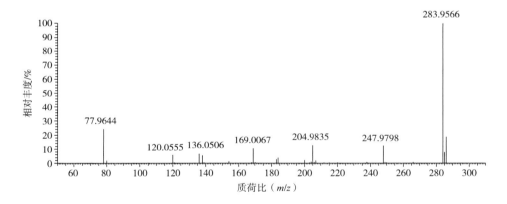

③碰撞能量55eV

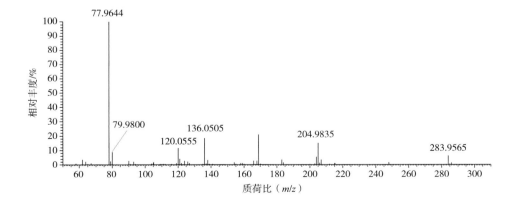

五、刺激剂

刺激剂（Stimulants）是一类作用于中枢神经系统，具有提高警觉性和敏捷性等兴奋作用的药物，主要包括奥克巴胺、芬氟拉明、甲基麻黄碱、麻黄碱、匹莫林、士的宁、伪麻黄碱、西布曲明等。临床用于治疗因疾病、药物或物理损伤导致的中枢神经系统疾病。在体育方面，这类药物能增强使用者的身体灵活性和反应能力，提高呼吸功能，增加供氧能力。适当剂量用药能对神经和肌肉起直接的兴奋作用，可以降低疲劳感，集中注意力，增强自信心。使用者常表现出斗志昂扬，渴望参赛，并产生极强的求胜欲。如果使用不当，这些物质会产生严重的副作用和健康风险，包括过度兴奋、不安、震颤、失眠和躁郁等症状；过量使用会加重心血管的负担，造成脑缺血和脑梗死，甚至导致猝死。

刺激剂是最早使用，也是最早禁用的一批兴奋剂，是最原始意义上的兴奋剂，因为只有这一类兴奋剂对神经和肌肉的药理作用是"兴奋"。20 世纪 70 年代以前，运动员使用的兴奋剂主要属于这一类。《世界反兴奋剂条例　国际标准　禁用清单》（2023 年）S6 中明确将所有刺激剂列为禁用物质，规定为赛内禁用。

1 奥克巴胺
(Octopamine)

（1）化合物信息

中文名	奥克巴胺
别名	章鱼胺、酚乙醇胺、羟苯乙醇胺、苯乙醇胺
CAS 登录号	104 – 14 – 3
分子式	$C_8H_{11}NO_2$
结构式	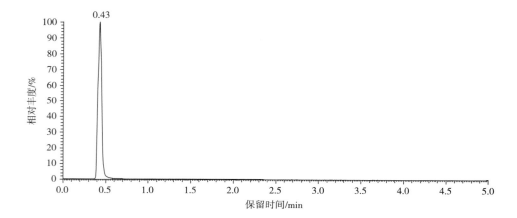
单一同位素相对分子质量	153.0790
离子加合形式	ESI 源，$[M+H]^+$
色谱保留时间	0.43 min

（2）提取离子流色谱图

（3）母离子质谱图

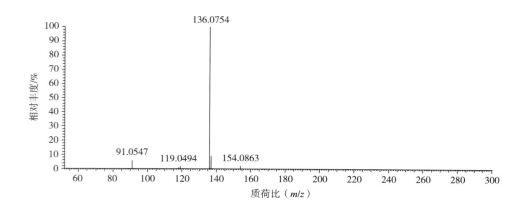

（4）子离子质谱图

①碰撞能量10eV

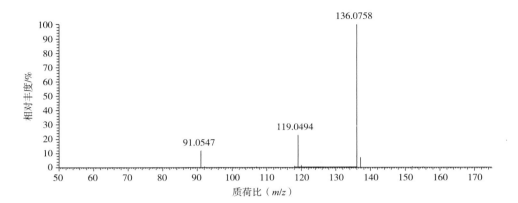

②碰撞能量35eV

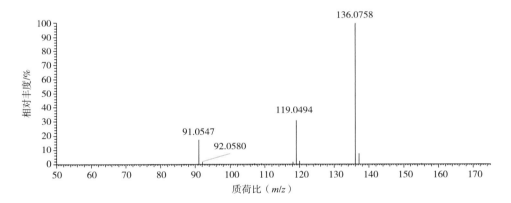

③碰撞能量55eV

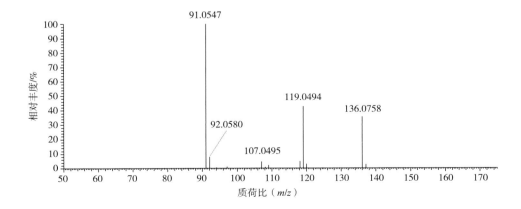

2 芬氟拉明
(Fenfluramine)

（1）化合物信息

中文名	芬氟拉明
别名	氟苯丙胺
CAS 登录号	458 – 24 – 2
分子式	$C_{12}H_{16}F_3N$
结构式	
单一同位素相对分子质量	231. 1235
离子加合形式	ESI 源，$[M+H]^+$
色谱保留时间	2. 60min

（2）提取离子流色谱图

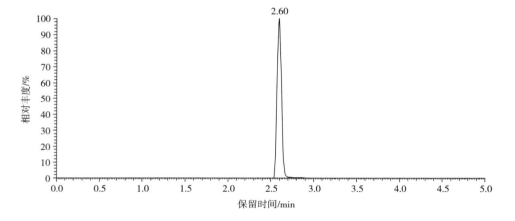

（3）母离子质谱图

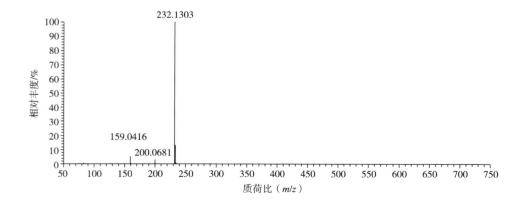

（4）子离子质谱图

①碰撞能量 10eV

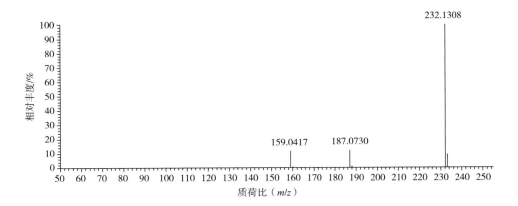

②碰撞能量 35eV

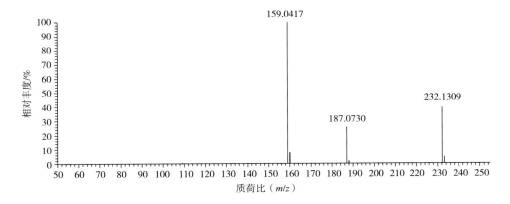

③碰撞能量 55eV

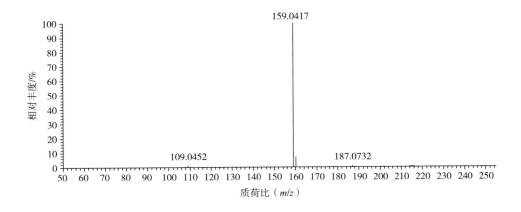

3 甲基麻黄碱
(Methylephedrine)

（1）化合物信息

中文名	甲基麻黄碱
别名	—
CAS 登录号	552 – 79 – 4
分子式	$C_{11}H_{17}NO$
结构式	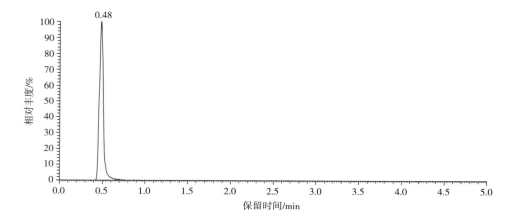
单一同位素相对分子质量	179.1310
离子加合形式	ESI 源，［M + H］$^+$
色谱保留时间	0.48min

（2）提取离子流色谱图

（3）母离子质谱图

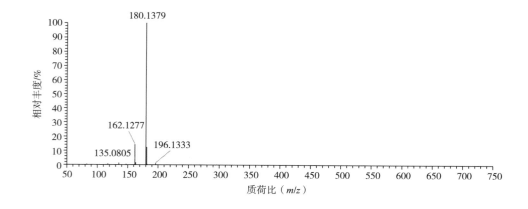

（4）子离子质谱图

①碰撞能量 10eV

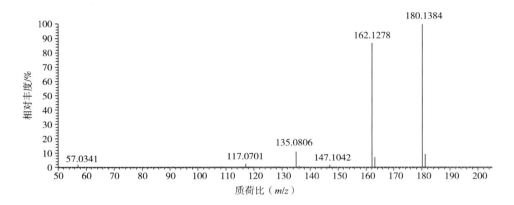

②碰撞能量 35eV

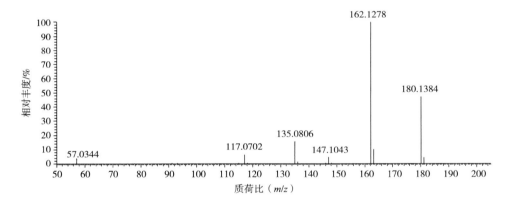

③碰撞能量 55eV

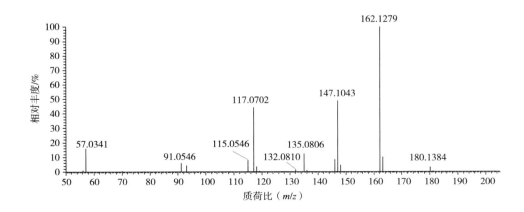

4 麻黄碱
(Ephedrine)

（1）化合物信息

中文名	麻黄碱
别名	—
CAS 登录号	299 – 42 – 3
分子式	$C_{10}H_{15}NO$
结构式	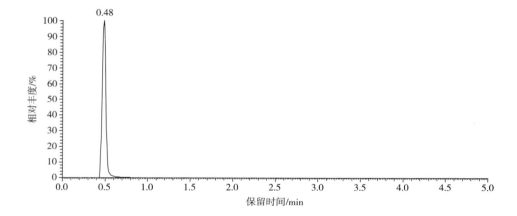
单一同位素相对分子质量	165. 1154
离子加合形式	ESI 源，$[M+H]^+$
色谱保留时间	0. 48min

（2）提取离子流色谱图

（3）母离子质谱图

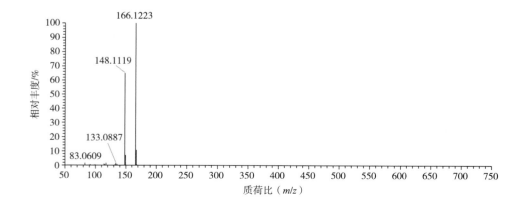

（4）子离子质谱图

①碰撞能量10eV

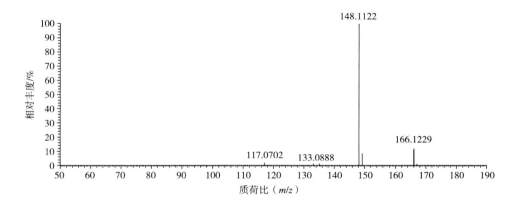

②碰撞能量35eV

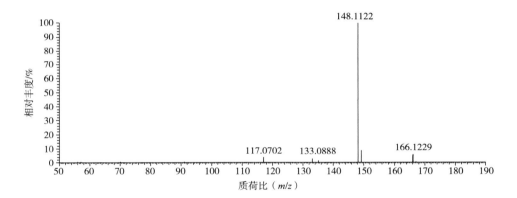

③碰撞能量55eV

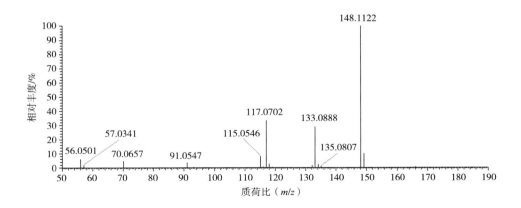

5 匹莫林
(Pemoline)

（1）化合物信息

中文名	匹莫林
别名	—
CAS 登录号	2152 - 34 - 3
分子式	$C_9H_8N_2O_2$
结构式	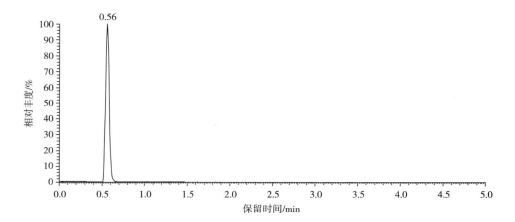
单一同位素相对分子质量	176.0586
离子加合形式	ESI 源，$[M+H]^+$
色谱保留时间	0.56min

（2）提取离子流色谱图

（3）母离子质谱图

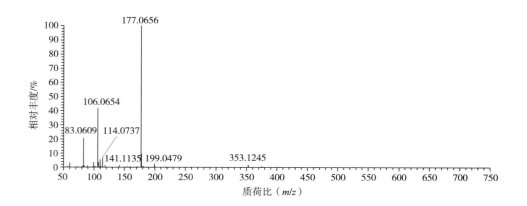

（4）子离子质谱图

①碰撞能量10eV

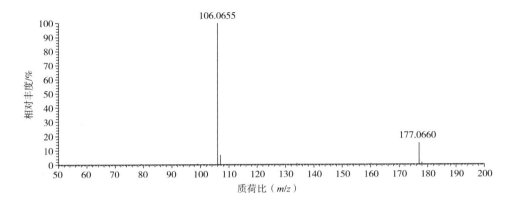

②碰撞能量35eV

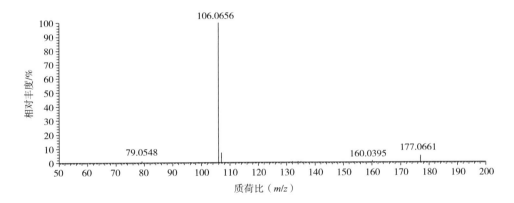

③碰撞能量55eV

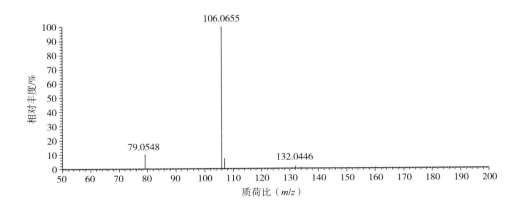

6 士的宁
(Strychnine)

（1）化合物信息

中文名	士的宁
别名	马钱子碱
CAS 登录号	57 – 24 – 9
分子式	$C_{21}H_{22}N_2O_2$
结构式	
单一同位素相对分子质量	334.1681
离子加合形式	ESI 源，[M + H]$^+$
色谱保留时间	0.48min

（2）提取离子流色谱图

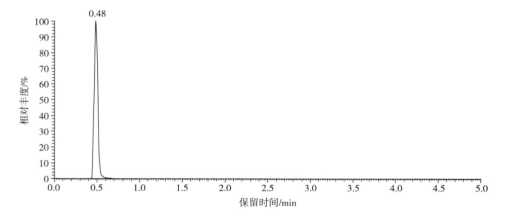

（3）母离子质谱图

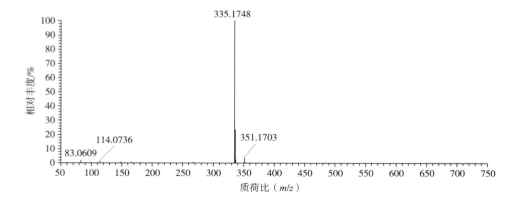

（4）子离子质谱图

①碰撞能量10eV

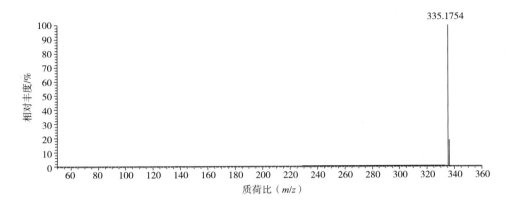

②碰撞能量35eV

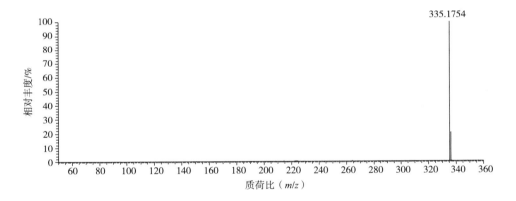

③碰撞能量55eV

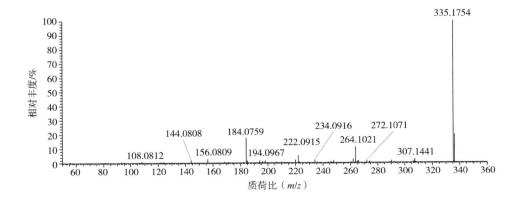

7 伪麻黄碱
(Pseudoephedrine)

（1）化合物信息

中文名	伪麻黄碱
别名	—
CAS 登录号	90 – 82 – 4
分子式	$C_{10}H_{15}NO$
结构式	
单一同位素相对分子质量	165.1154
离子加合形式	ESI 源，$[M+H]^+$
色谱保留时间	0.49min

（2）提取离子流色谱图

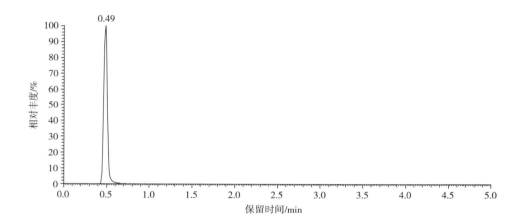

（3）母离子质谱图

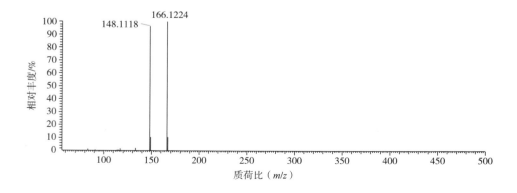

（4）子离子质谱图

①碰撞能量 10eV

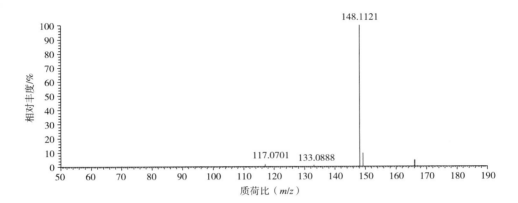

②碰撞能量 35eV

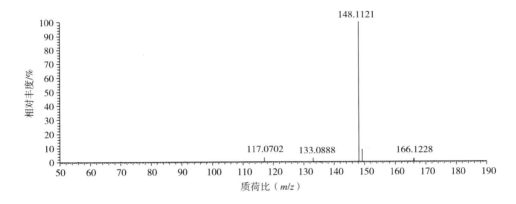

③碰撞能量 55eV

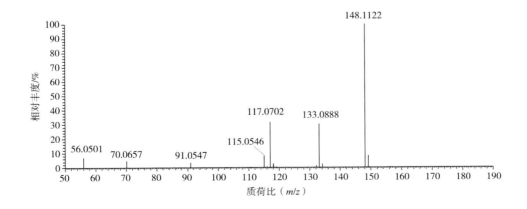

8 西布曲明
(Sibutramine)

（1）化合物信息

中文名	西布曲明
别名	—
CAS 登录号	106650 – 56 – 0
分子式	$C_{17}H_{26}ClN$
结构式	
单一同位素相对分子质量	279.1754
离子加合形式	ESI 源，$[M+H]^+$
色谱保留时间	2.91min

（2）提取离子流色谱图

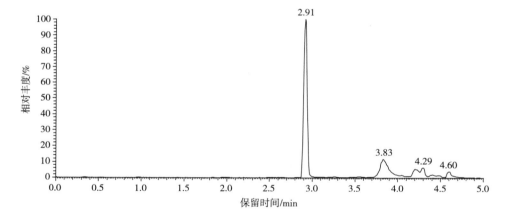

（3）母离子质谱图

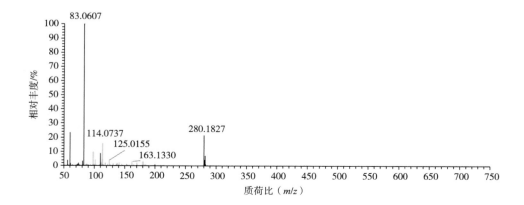

（4）子离子质谱图

①碰撞能量10eV

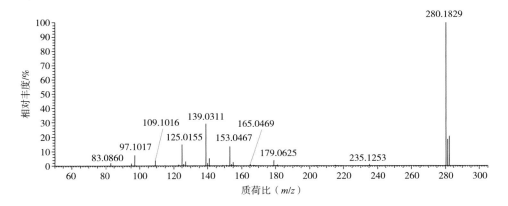

②碰撞能量35eV

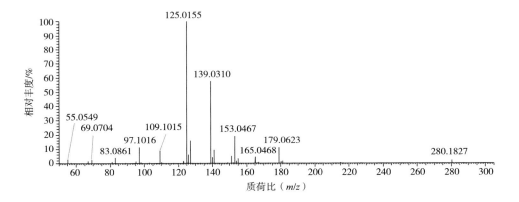

③碰撞能量55eV

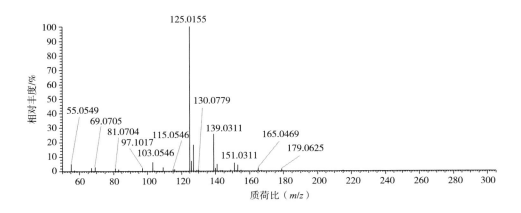

六、麻醉剂

　　麻醉剂（Narcotics）是一类通过与大脑和身体其他部位的特定受体结合来减少疼痛感的药物，包括蒂巴因、丁丙诺啡、可待因、吗啡、那可丁、罂粟碱等。临床上主要用于抑制感觉疼痛的中枢神经，提高痛阈，使痛感减轻或消失，同时又不影响其他感官和意识。此外，还可减轻伴随疼痛所产生的紧张、烦躁等情绪。使用者服用这类药物，能产生欣快感和心理亢奋，产生超越体能的幻觉，在训练及比赛中感觉不到伤痛，从而提高成绩。

　　摄入麻醉剂可能产生严重的副作用，包括呼吸抑制、出现幻觉、血压下降等症状；止痛效果可导致对伤痛变得麻木，致使受损的组织继续受损甚至致残；反复使用此类药物会成瘾，导致生理和心理问题。虽然麻醉剂通常不用作运动中的性能增强药物，但由于滥用和成瘾的可能性，它们的使用在某些运动中可能是一个重大问题。

　　《世界反兴奋剂条例　国际标准　禁用清单》（2023 年）S7 中明确将所有麻醉剂列为禁用物质，规定为赛内禁用。

1 蒂巴因
(Thebaine)

（1）化合物信息

中文名	蒂巴因
别名	—
CAS 登录号	115 – 37 – 7
分子式	$C_{19}H_{21}NO_3$
结构式	
单一同位素相对分子质量	311.1521
离子加合形式	ESI 源，$[M+H]^+$
色谱保留时间	0.49min

（2）提取离子流色谱图

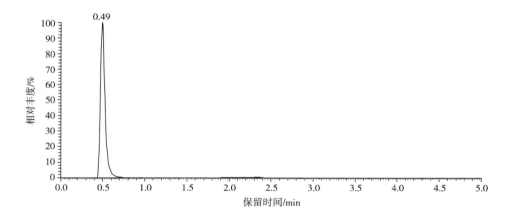

（3）母离子质谱图

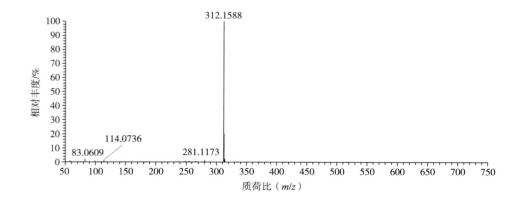

（4）子离子质谱图

①碰撞能量10eV

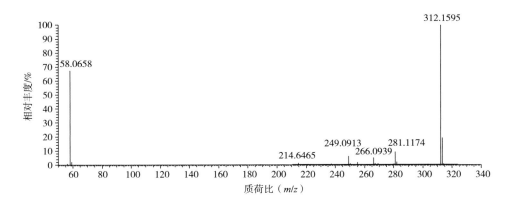

②碰撞能量35eV

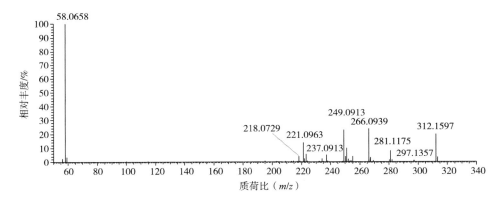

③碰撞能量55eV

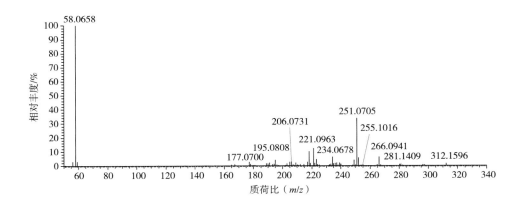

2 丁丙诺啡
(Buprenorphine)

（1）化合物信息

中文名	丁丙诺啡
别名	叔丁啡
CAS 登录号	52485 – 79 – 7
分子式	C$_{29}$H$_{41}$NO$_4$
结构式	
单一同位素相对分子质量	467.3036
离子加合形式	ESI 源，[M + H]$^+$
色谱保留时间	2.64min

（2）提取离子流色谱图

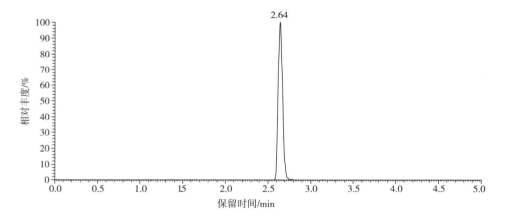

（3）母离子质谱图

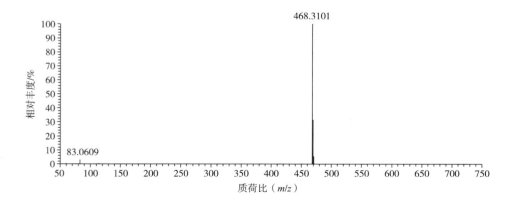

食品中危害物液相色谱 – 四极杆 – 静电场轨道阱高分辨质谱图集：
食源性兴奋剂

（4）子离子质谱图

①碰撞能量10eV

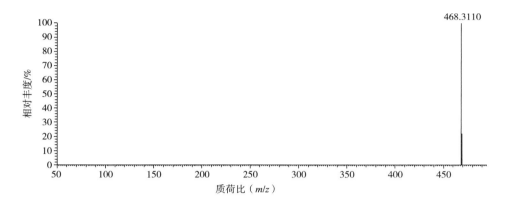

②碰撞能量35eV

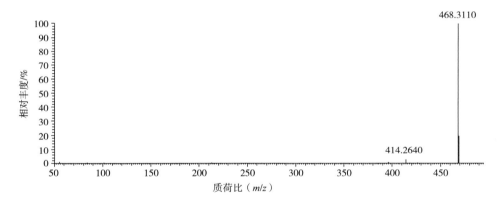

③碰撞能量55eV

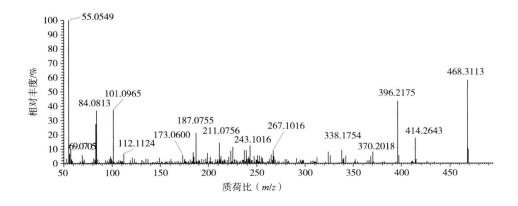

3 可待因
(Codeine)

（1）化合物信息

中文名	可待因
别名	—
CAS 登录号	76 - 57 - 3
分子式	$C_{18}H_{21}NO_3$
结构式	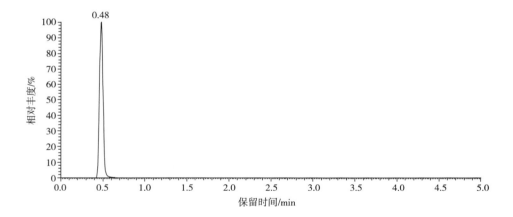
单一同位素相对分子质量	299.1521
离子加合形式	ESI 源，$[M+H]^+$
色谱保留时间	0.48min

（2）提取离子流色谱图

（3）母离子质谱图

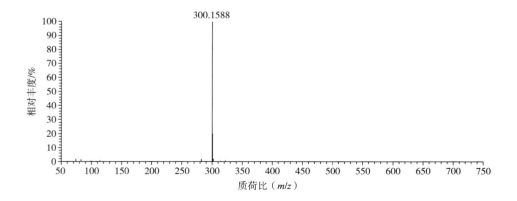

（4）子离子质谱图

①碰撞能量 10eV

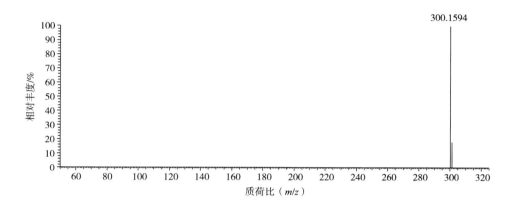

②碰撞能量 35eV

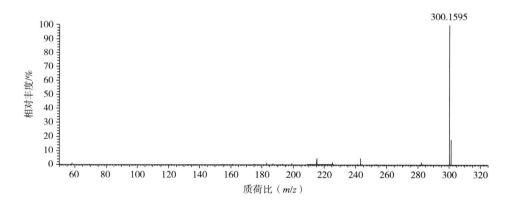

③碰撞能量 55eV

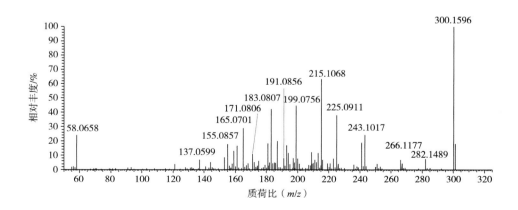

4 吗啡
(Morphine)

（1）化合物信息

中文名	吗啡
别名	—
CAS 登录号	57 – 27 – 2
分子式	$C_{17}H_{19}NO_3$
结构式	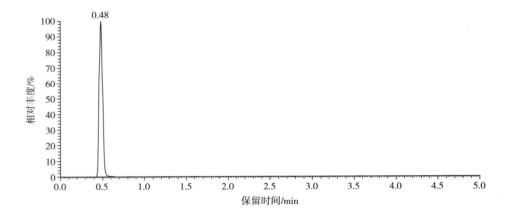
单一同位素相对分子质量	285. 1365
离子加合形式	ESI 源，$[M + H]^+$
色谱保留时间	0. 48min

（2）提取离子流色谱图

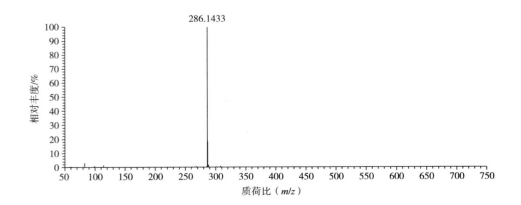

（3）母离子质谱图

（4）子离子质谱图

①碰撞能量 10eV

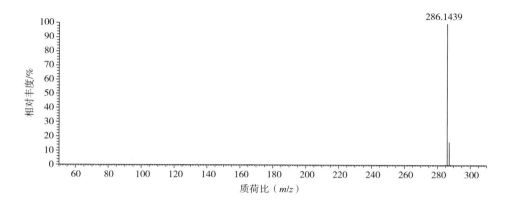

②碰撞能量 35eV

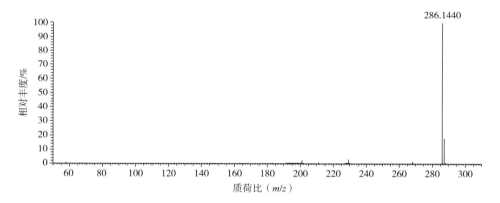

③碰撞能量 55eV

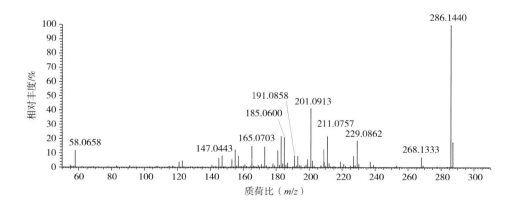

5 那可丁
(Noscapine)

（1）化合物信息

中文名	那可丁
别名	诺司卡品、那可汀
CAS 登录号	128－62－1
分子式	$C_{22}H_{23}NO_7$
结构式	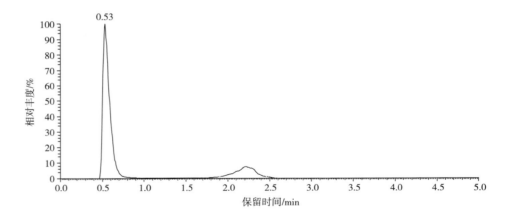
单一同位素相对分子质量	413.1475
离子加合形式	ESI 源，$[M+H]^+$
色谱保留时间	0.53min

（2）提取离子流色谱图

（3）母离子质谱图

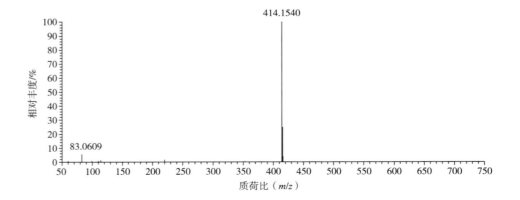

（4）子离子质谱图

①碰撞能量 10eV

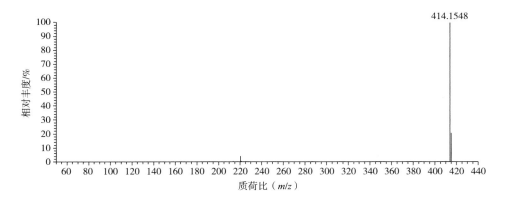

②碰撞能量 35eV

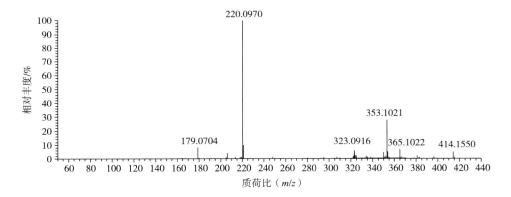

③碰撞能量 55eV

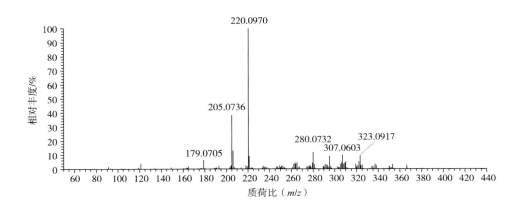

6 罂粟碱
(Papaverine)

（1）化合物信息

中文名	罂粟碱
别名	—
CAS 登录号	58－74－2
分子式	$C_{20}H_{21}NO_4$
结构式	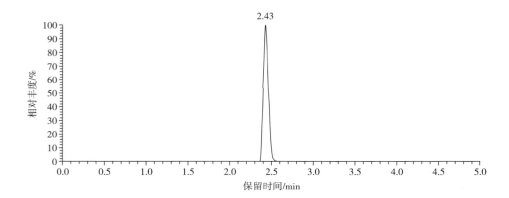
单一同位素相对分子质量	339.1471
离子加合形式	ESI 源，[M＋H]⁺
色谱保留时间	2.43min

（2）提取离子流色谱图

（3）母离子质谱图

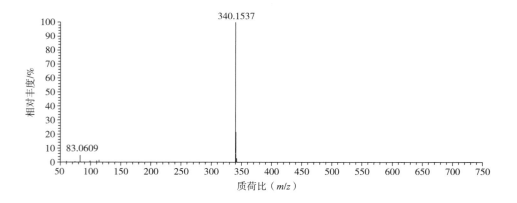

（4）子离子质谱图

①碰撞能量 10eV

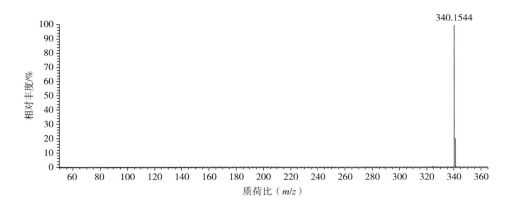

②碰撞能量 35eV

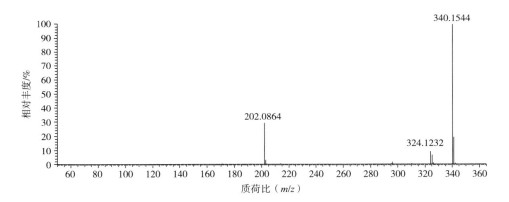

③碰撞能量 55eV

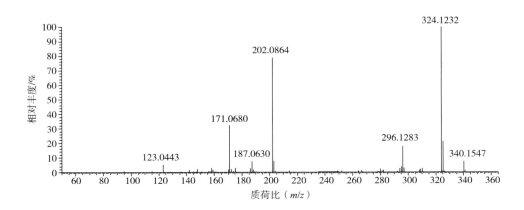

七、糖皮质激素

糖皮质激素（Glucocorticoids），又名肾上腺皮质激素，是一类由人体肾上腺自然产生的类固醇激素，具有调节糖、脂肪和蛋白质的合成和代谢作用，还具有抗毒、抗炎等作用。糖皮质激素参与多种生理过程，包括新陈代谢、免疫反应和应激反应。如泼尼松、氟氢可的松和地塞米松等，是通常用作治疗多种疾病的药物，包括炎症、自身免疫性疾病和过敏反应。

在体育运动中，糖皮质激素被用作提高成绩的药物，可以减轻身体炎症和疼痛，提高耐力并加快恢复时间。然而滥用糖皮质激素会产生显著的副作用和健康风险，包括诱发精神病和癫痫；抑制分泌黏液，可诱发或加重溃疡病；可引起骨质疏松、肌肉萎缩；影响激素水平，特别是生长激素水平等。对于运动员来说，了解在他们的运动中使用糖皮质激素的风险和法规并仅在医疗保健专业人员的指导下使用这些物质非常重要。

《世界反兴奋剂条例 国际标准 禁用清单》（2023年）S9中明确将所有糖皮质激素列为禁用物质，规定为赛内禁用，所有糖皮质激素禁止任何注射、口服［包括口腔黏膜给药（如口颊、牙龈、舌下给药）］或直肠给药。

1 倍氯米松
(Beclometasone)

（1）化合物信息

中文名	倍氯米松
别名	倍氯美松
CAS 登录号	4419 – 39 – 0
分子式	C₂₂H₂₉ClO₅
结构式	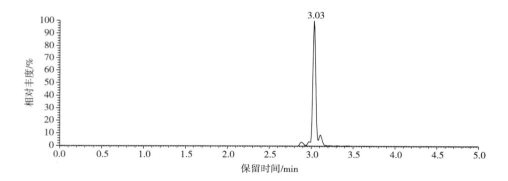
单一同位素相对分子质量	408.1703
离子加合形式	ESI 源，［M + H］⁺
色谱保留时间	3.03min

分子式： $C_{22}H_{29}ClO_5$

单一同位素相对分子质量： 408.1703

离子加合形式： ESI 源，$[M+H]^+$

（2）提取离子流色谱图

（3）母离子质谱图

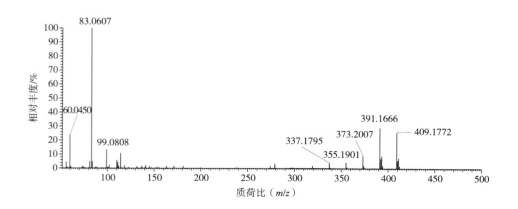

（4）子离子质谱图

①碰撞能量 10eV

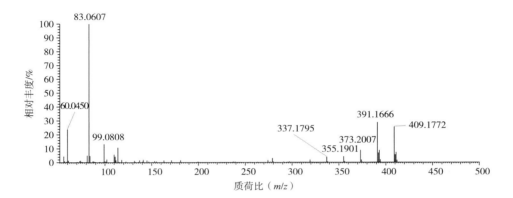

②碰撞能量 35eV

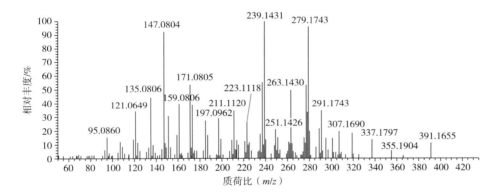

③碰撞能量 55eV

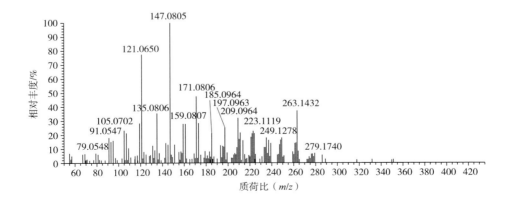

2 倍他米松
(Betamethasone)

（1）化合物信息

中文名	倍他米松
别名	贝他美松、倍他美松
CAS 登录号	378 – 44 – 9
分子式	$C_{22}H_{29}FO_5$
结构式	
单一同位素相对分子质量	392. 1999
离子加合形式	ESI 源，$[M + H]^+$
色谱保留时间	2. 97min

（2）提取离子流色谱图

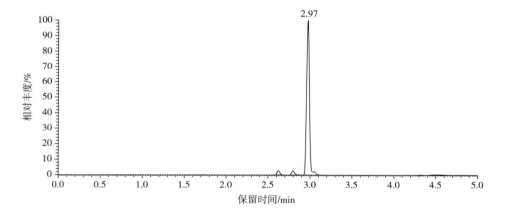

（3）母离子质谱图

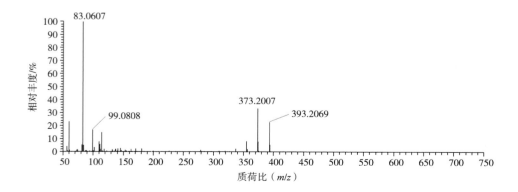

（4）子离子质谱图

①碰撞能量 10eV

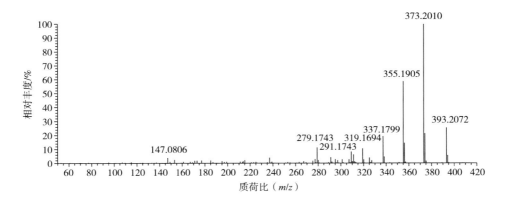

②碰撞能量 35eV

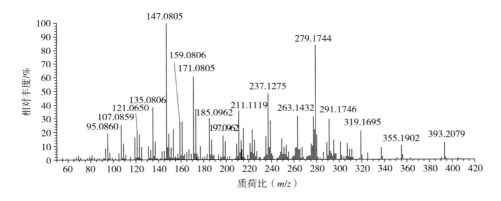

③碰撞能量 55eV

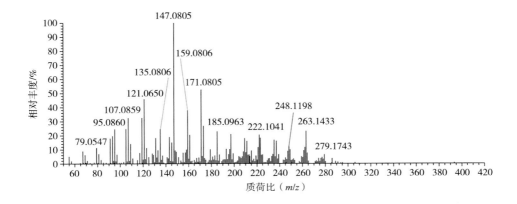

3 地塞米松
(Dexamethasone)

（1）化合物信息

中文名	地塞米松
别名	氟美松、甲氟烯索
CAS 登录号	50 - 02 - 2
分子式	$C_{22}H_{29}FO_5$
结构式	
单一同位素相对分子质量	392.1999
离子加合形式	ESI 源，[M + H]$^+$
色谱保留时间	2.98min

（2）提取离子流色谱图

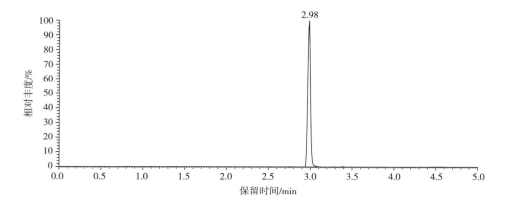

（3）母离子质谱图

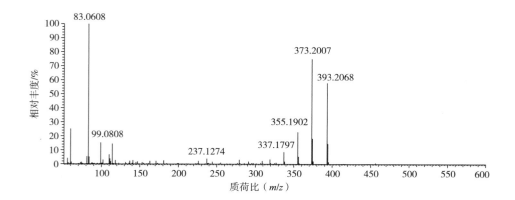

（4）子离子质谱图

①碰撞能量10eV

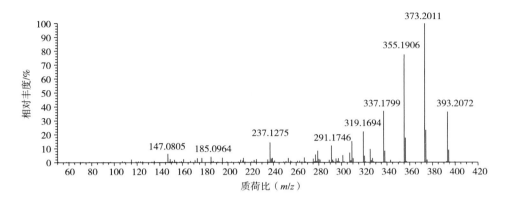

②碰撞能量35eV

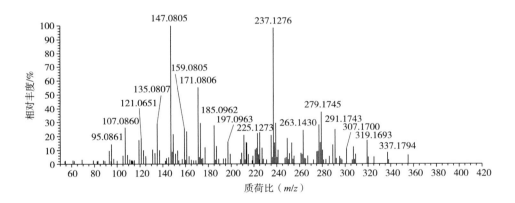

③碰撞能量55eV

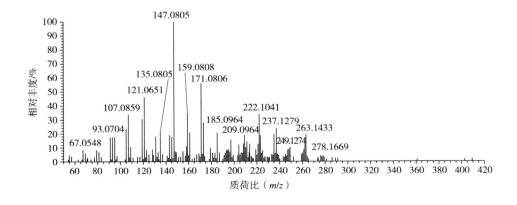

（1）化合物信息

中文名	氟米龙
别名	氟甲松龙
CAS 登录号	426 – 13 – 1
分子式	$C_{22}H_{29}FO_4$
结构式	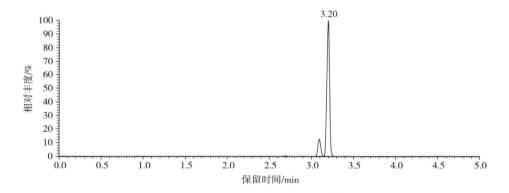
单一同位素相对分子质量	376.2050
离子加合形式	ESI 源，$[M+H]^+$
色谱保留时间	3.20min

（2）提取离子流色谱图

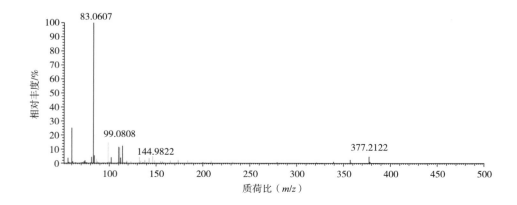

（3）母离子质谱图

（4）子离子质谱图

①碰撞能量10eV

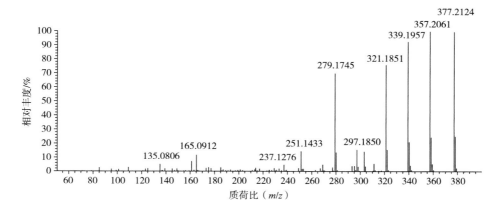

②碰撞能量35eV

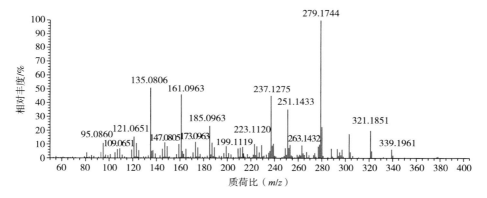

③碰撞能量55eV

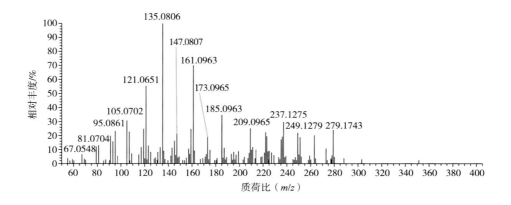

5 氟米松
(Flumethasone)

（1）化合物信息

中文名	氟米松
别名	双氟美松、氟甲松
CAS 登录号	2135 - 17 - 3
分子式	$C_{22}H_{28}F_2O_5$
结构式	
单一同位素相对分子质量	410. 1905
离子加合形式	ESI 源，$[M+H]^+$
色谱保留时间	3. 00min

（2）提取离子流色谱图

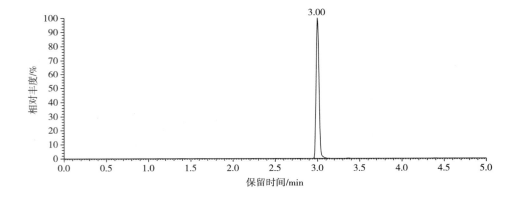

（3）母离子质谱图

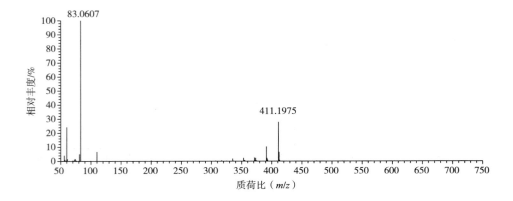

（4）子离子质谱图

①碰撞能量10eV

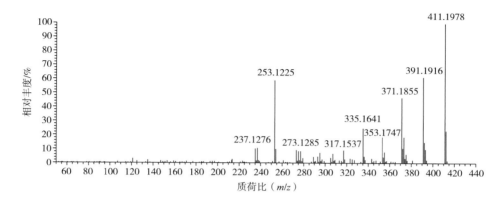

②碰撞能量35eV

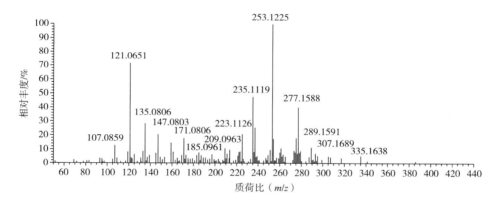

③碰撞能量55eV

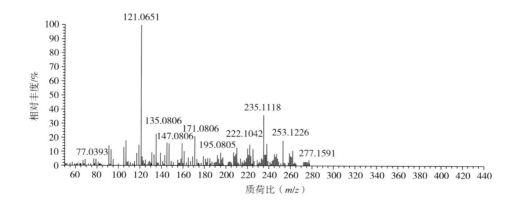

6 氟尼缩松
(Flunisolide)

（1）化合物信息

中文名	氟尼缩松
别名	—
CAS 登录号	3385 - 03 - 3
分子式	$C_{24}H_{31}FO_6$
结构式	
单一同位素相对分子质量	434.2105
离子加合形式	ESI 源，$[M+H]^+$
色谱保留时间	3.10min

（2）提取离子流色谱图

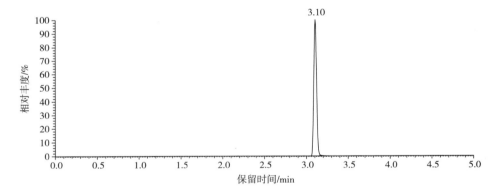

（3）母离子质谱图

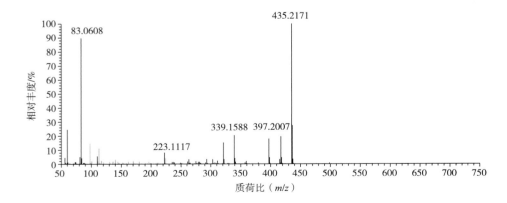

（4）子离子质谱图

①碰撞能量10eV

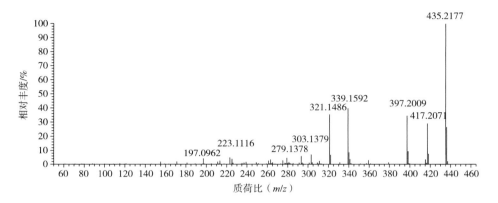

②碰撞能量35eV

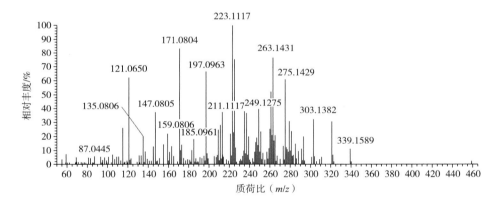

③碰撞能量55eV

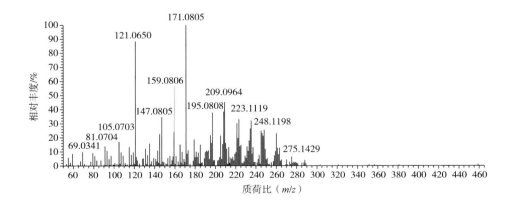

7 氟轻松
(Fluocinonide)

（1）化合物信息

中文名	氟轻松
别名	—
CAS 登录号	356 – 12 – 7
分子式	$C_{26}H_{32}F_2O_7$
结构式	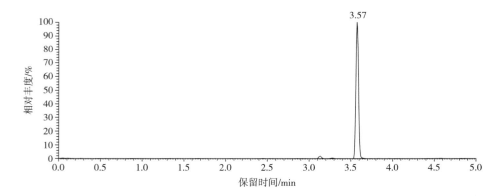
单一同位素相对分子质量	494.2116
离子加合形式	ESI 源，[M + H]$^+$
色谱保留时间	3.57min

（2）提取离子流色谱图

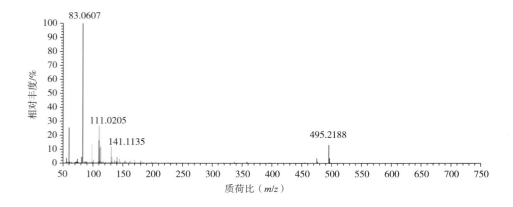

（3）母离子质谱图

（4）子离子质谱图

①碰撞能量 10eV

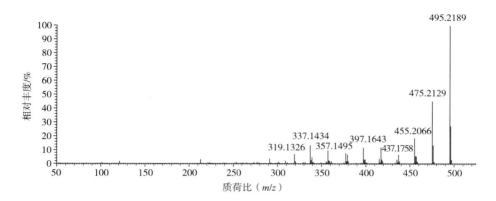

②碰撞能量 35eV

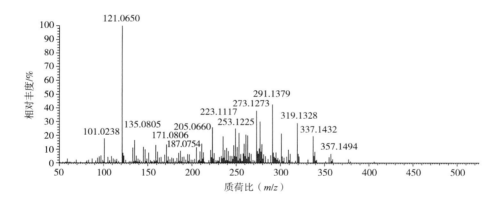

③碰撞能量 55eV

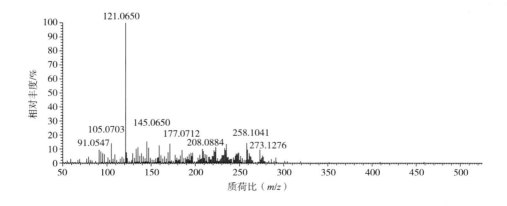

8 氟氢可的松
(Fludrocortisone)

（1）化合物信息

中文名	氟氢可的松
别名	—
CAS 登录号	127 – 31 – 1
分子式	$C_{21}H_{29}FO_5$
结构式	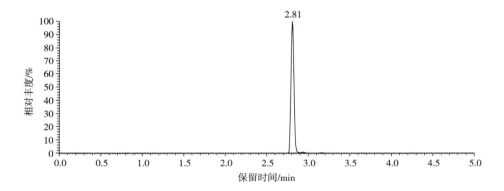
单一同位素相对分子质量	380. 1999
离子加合形式	ESI 源，$[M+H]^+$
色谱保留时间	2. 81min

（2）提取离子流色谱图

（3）母离子质谱图

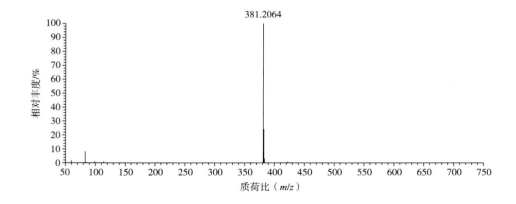

（4）子离子质谱图

①碰撞能量 10eV

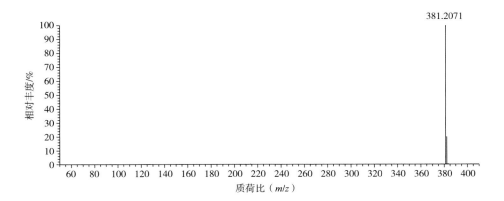

②碰撞能量 35eV

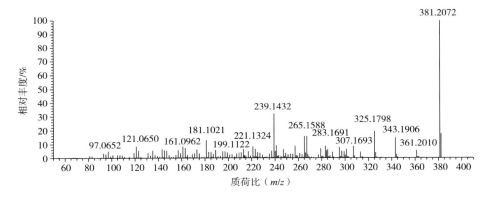

③碰撞能量 55eV

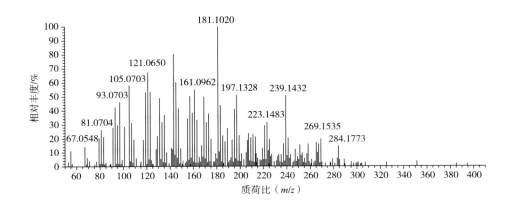

9 甲基泼尼松
(Meprednisone)

（1）化合物信息

中文名	甲基泼尼松
别名	甲泼尼松、甲基强的松
CAS 登录号	1247 - 42 - 3
分子式	C$_{22}$H$_{28}$O$_5$
结构式	
单一同位素相对分子质量	372. 1937
离子加合形式	ESI 源，［M + H］$^+$
色谱保留时间	2. 81min

（2）提取离子流色谱图

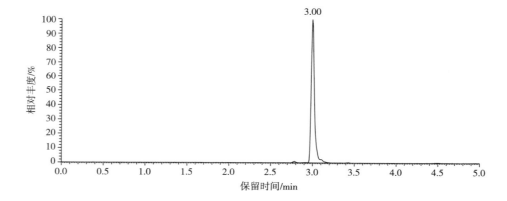

（3）母离子质谱图

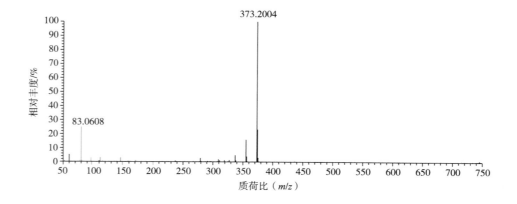

（4）子离子质谱图

①碰撞能量 10eV

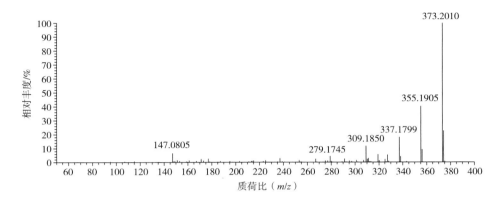

②碰撞能量 35eV

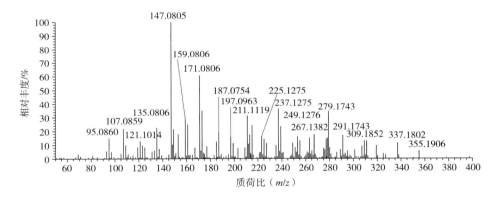

③碰撞能量 55eV

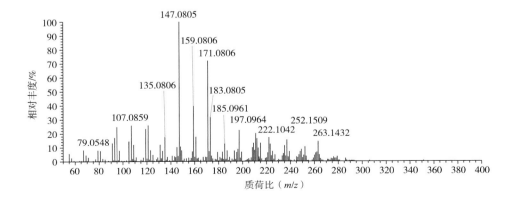

10 甲泼尼龙
(Methylprednisolone)

（1）化合物信息

中文名	甲泼尼龙
别名	甲基强的松龙、甲基氢化泼尼松
CAS 登录号	83－43－2
分子式	$C_{22}H_{30}O_5$
结构式	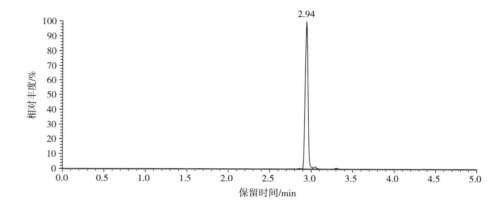
单一同位素相对分子质量	374.2093
离子加合形式	ESI 源，$[M+H]^+$
色谱保留时间	2.94min

（2）提取离子流色谱图

（3）母离子质谱图

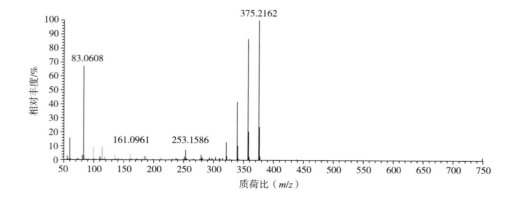

（4）子离子质谱图

①碰撞能量 10eV

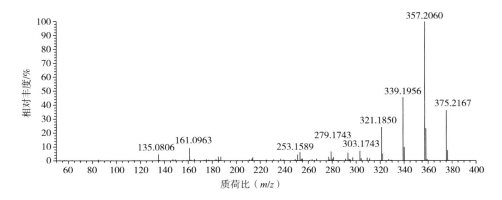

②碰撞能量 35eV

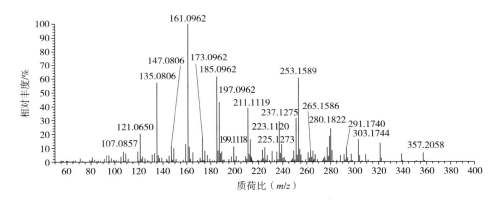

③碰撞能量 55eV

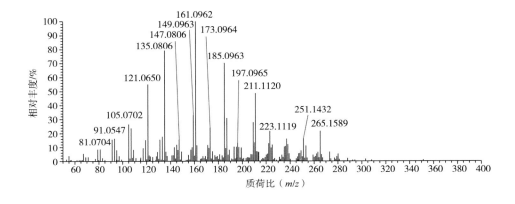

11 可的松
(Cortisone)

（1）化合物信息

中文名	可的松
别名	皮质酮
CAS 登录号	53 – 06 – 5
分子式	$C_{21}H_{28}O_5$
结构式	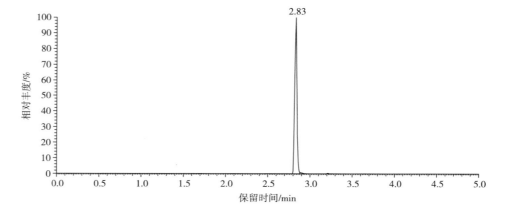
单一同位素相对分子质量	360.1937
离子加合形式	ESI 源，$[M+H]^+$
色谱保留时间	2.83min

（2）提取离子流色谱图

（3）母离子质谱图

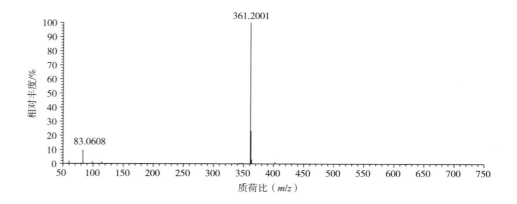

（4）子离子质谱图

①碰撞能量 10eV

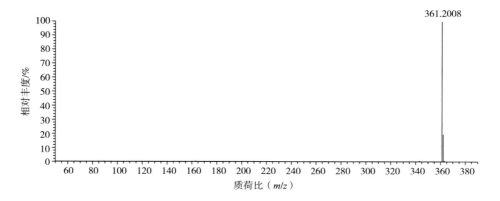

②碰撞能量 35eV

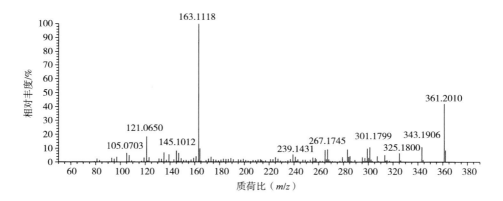

③碰撞能量 55eV

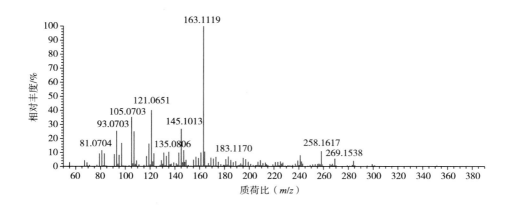

12 莫美他松
(Mometasone)

（1）化合物信息

中文名	莫美他松
别名	莫美达松
CAS 登录号	105102 – 22 – 5
分子式	$C_{22}H_{28}Cl_2O_4$
结构式	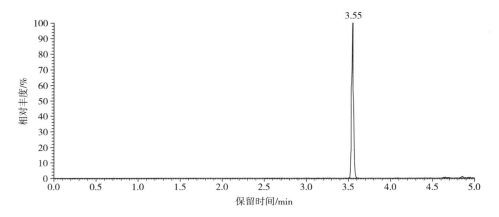
单一同位素相对分子质量	426.1365
离子加合形式	ESI 源，$[M+H]^+$
色谱保留时间	3.55min

（2）提取离子流色谱图

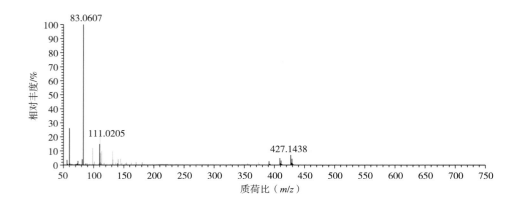

（3）母离子质谱图

食品中危害物液相色谱 – 四极杆 – 静电场轨道阱高分辨质谱图集：
食源性兴奋剂

（4）子离子质谱图

①碰撞能量 10eV

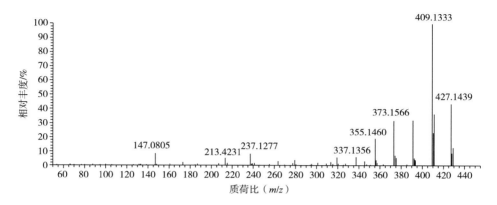

②碰撞能量 35eV

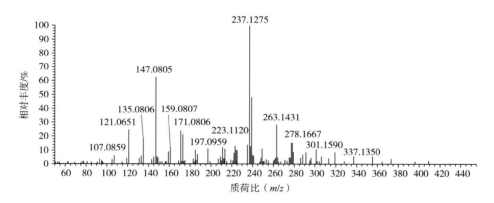

③碰撞能量 55eV

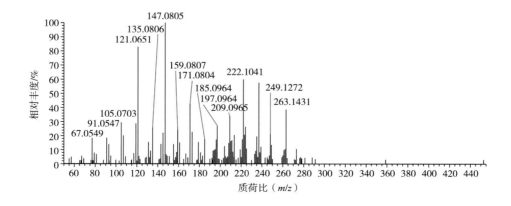

13 泼尼松
(Prednisone)

（1）化合物信息

中文名	泼尼松
别名	去氢可的松
CAS 登录号	53 – 03 – 2
分子式	$C_{21}H_{26}O_5$
结构式	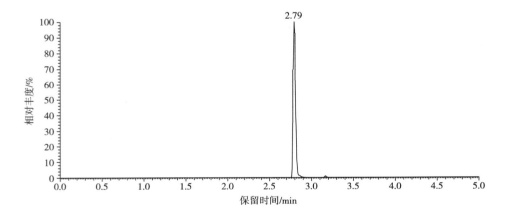
单一同位素相对分子质量	358.1780
离子加合形式	ESI 源，[M + H]$^+$
色谱保留时间	2.79min

（2）提取离子流色谱图

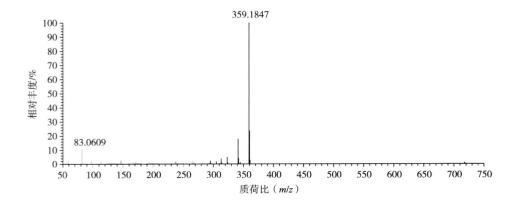

（3）母离子质谱图

（4）子离子质谱图

①碰撞能量10eV

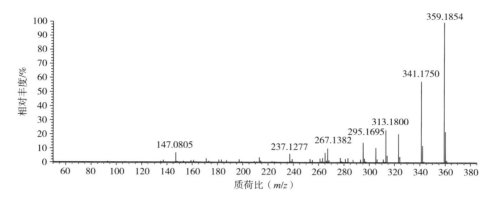

②碰撞能量35eV

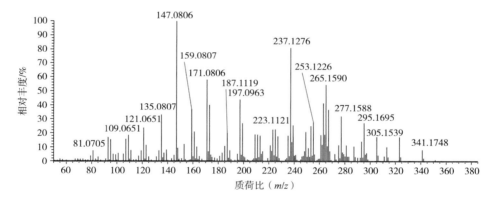

③碰撞能量55eV

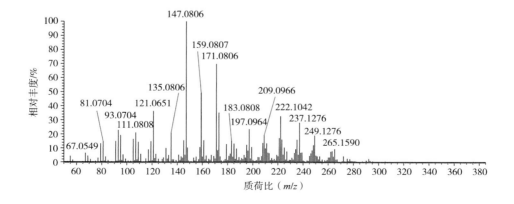

14 泼尼松龙 (Prednisolone)

（1）化合物信息

中文名	泼尼松龙
别名	强的松龙、脱氢皮醇
CAS 登录号	50－24－8
分子式	$C_{21}H_{28}O_5$
结构式	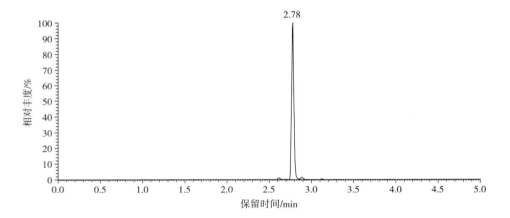
单一同位素相对分子质量	360.1937
离子加合形式	ESI 源，$[M+H]^+$
色谱保留时间	2.78min

（2）提取离子流色谱图

（3）母离子质谱图

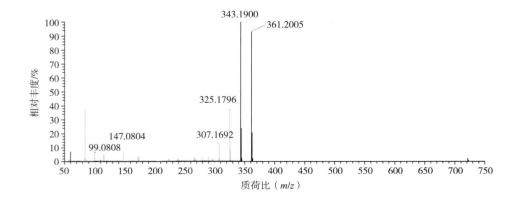

（4）子离子质谱图

①碰撞能量 10eV

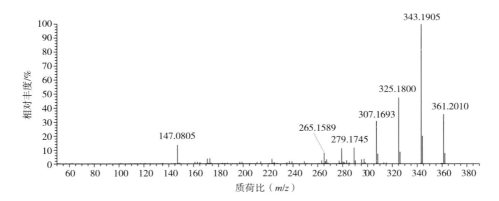

②碰撞能量 35eV

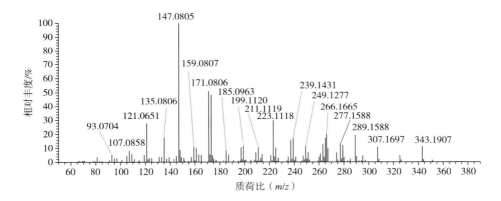

③碰撞能量 55eV

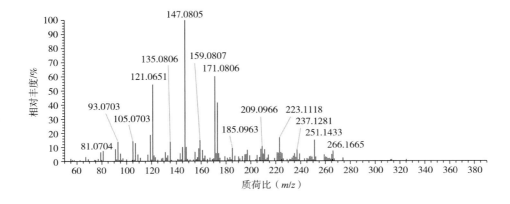

15 曲安奈德
(Triamcinolone acetonide)

（1）化合物信息

中文名	曲安奈德
别名	曲安舒松、康宁克通
CAS 登录号	76 – 25 – 5
分子式	$C_{24}H_{31}FO_6$
结构式	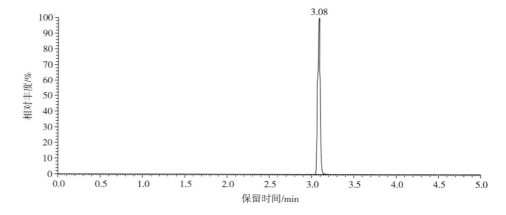
单一同位素相对分子质量	434.2105
离子加合形式	ESI 源，$[M+H]^+$
色谱保留时间	3.08min

（2）提取离子流色谱图

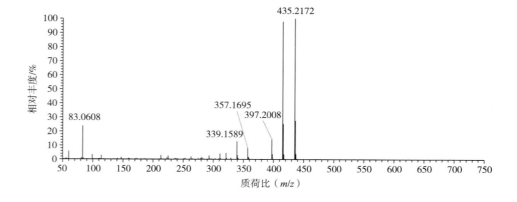

（3）母离子质谱图

（4）子离子质谱图

①碰撞能量10eV

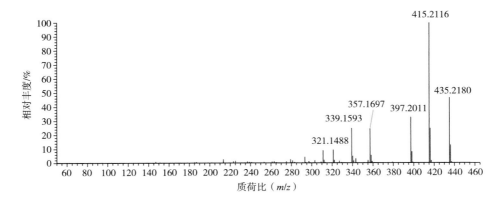

②碰撞能量35eV

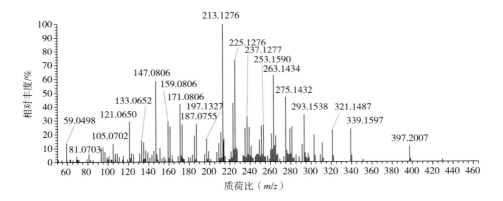

③碰撞能量55eV

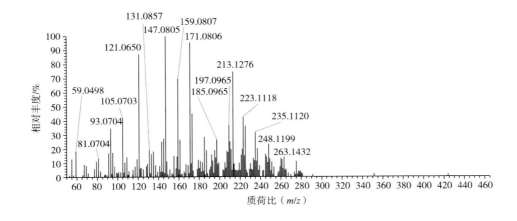

16 曲安西龙
(Triamcinolone)

（1）化合物信息

中文名	曲安西龙
别名	氟羟强的松龙、氟羟泼尼松龙
CAS 登录号	124 – 94 – 7
分子式	$C_{21}H_{27}FO_6$
结构式	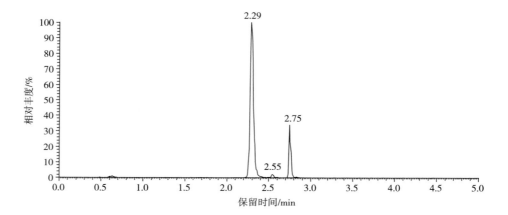
单一同位素相对分子质量	394.1792
离子加合形式	ESI 源，[M + H]$^+$
色谱保留时间	2.29min，2.75min

（2）提取离子流色谱图

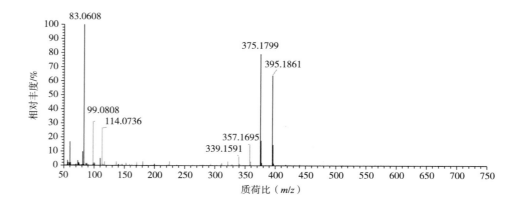

（3）母离子质谱图

（4）子离子质谱图

①碰撞能量 10eV

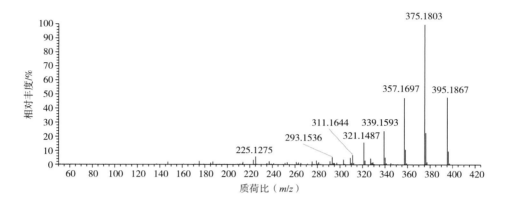

②碰撞能量 35eV

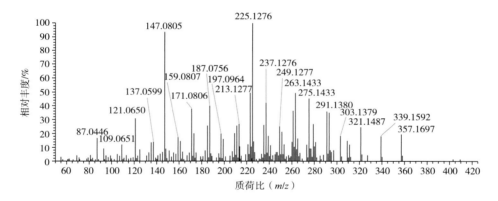

③碰撞能量 55eV

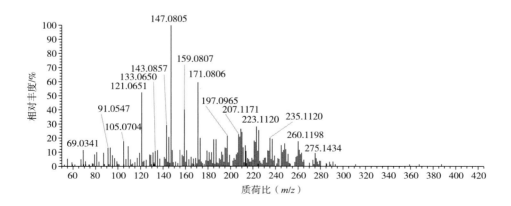

八、β-阻断剂

β-阻断剂（Beta-blockers）是一类主要用于治疗高血压、心脏病和焦虑症的药物。它们通过阻断肾上腺素对心肌β受体的影响而起到减慢心率、抑制心脏收缩力、减少循环血流量、降低心肌氧耗量的作用。同时还可减少人体肌肉震颤，提升肌肉的稳定性和协调性，增加人体平衡；增强运动耐力，消除紧张心理，减低焦虑水平和赛前的激动，具有稳定体态和镇静的作用，从而提高运动员动作的准确性和表现。在体育运动中，β-阻断剂有时被用作需要稳定和精确的活动中的性能增强药物，如射箭、汽车运动、台球、飞镖、高尔夫球、射击、水下运动等。然而，滥用β-阻断剂可能会带来严重的健康风险，包括心动过缓、低血压、心力衰竭、头晕、失眠、抑郁、幻觉，严重者可诱发支气管哮喘。

《世界反兴奋剂条例 国际标准 禁用清单》（2023年）P1中明确将所有β-阻断剂列为禁用物质，本类别所有禁用物质均为特定物质，规定为特殊运动项目禁用。

1 阿罗洛尔
(Arotinolol)

（1）化合物信息

中文名	阿罗洛尔
别名	—
CAS 登录号	68377 - 92 - 4
分子式	$C_{15}H_{21}N_3O_2S_3$
结构式	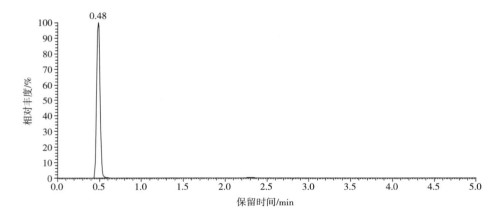
单一同位素相对分子质量	371.0796
离子加合形式	ESI 源，［M + H］$^+$
色谱保留时间	0.48min

（2）提取离子流色谱图

（3）母离子质谱图

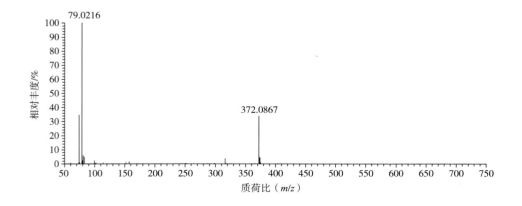

（4）子离子质谱图

①碰撞能量10eV

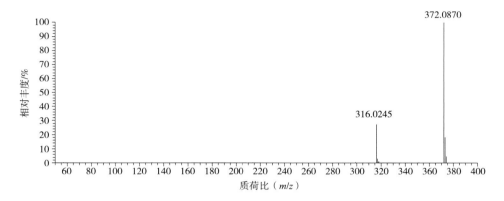

②碰撞能量35eV

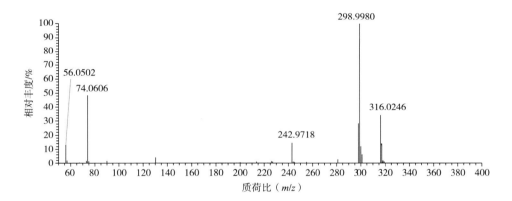

③碰撞能量55eV

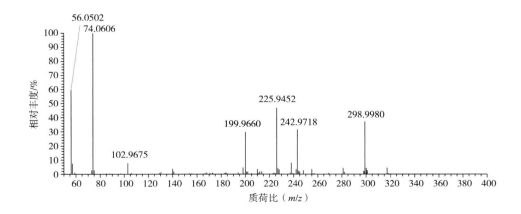

2 阿普洛尔
(Alprenolol)

（1）化合物信息

中文名	阿普洛尔
别名	烯丙洛尔、心得舒
CAS 登录号	13655 – 52 – 2
分子式	C₁₅H₂₃NO₂
结构式	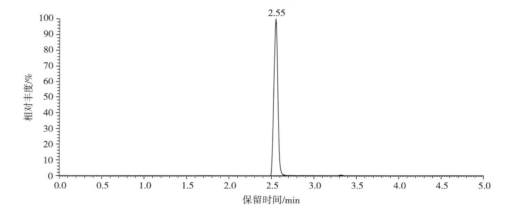
单一同位素相对分子质量	249.1729
离子加合形式	ESI 源，[M + H]⁺
色谱保留时间	2.55min

（2）提取离子流色谱图

（3）母离子质谱图

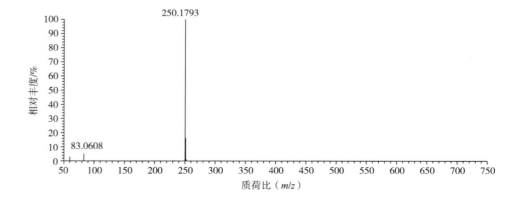

（4）子离子质谱图

①碰撞能量 10eV

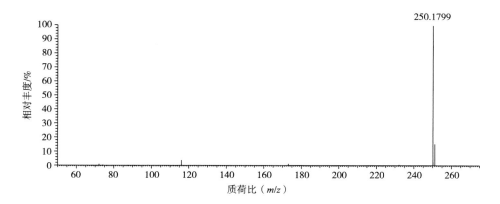

②碰撞能量 35eV

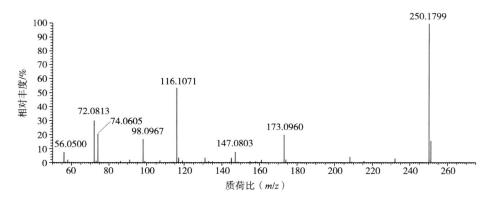

③碰撞能量 55eV

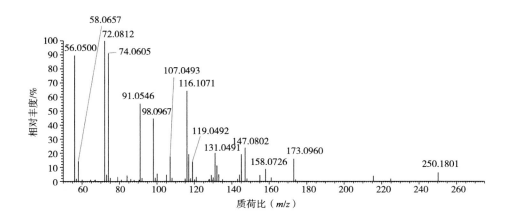

3 阿替洛尔
(Atenolol)

（1）化合物信息

中文名	阿替洛尔
别名	阿坦洛尔
CAS 登录号	29122 – 68 – 7
分子式	$C_{14}H_{22}N_2O_3$
结构式	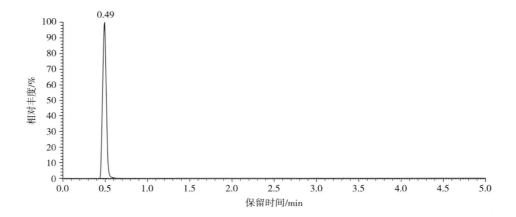
单一同位素相对分子质量	266. 1631
离子加合形式	ESI 源，[M + H]$^+$
色谱保留时间	0. 49min

（2）提取离子流色谱图

（3）母离子质谱图

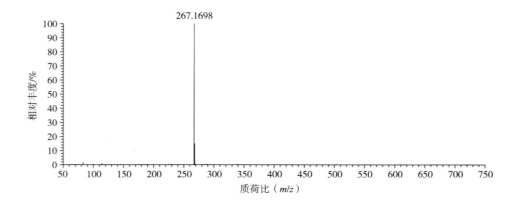

食品中危害物液相色谱－四极杆－静电场轨道阱高分辨质谱图集：
食源性兴奋剂

（4）子离子质谱图

①碰撞能量10eV

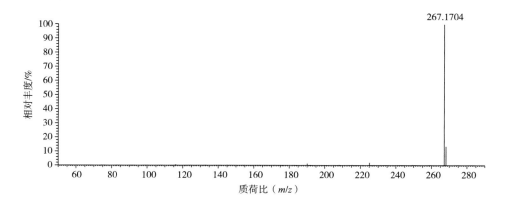

②碰撞能量35eV

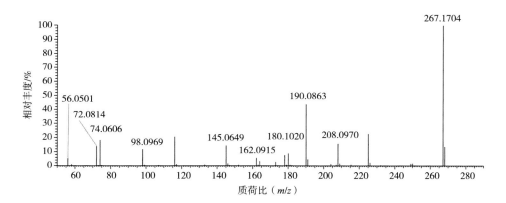

③碰撞能量55eV

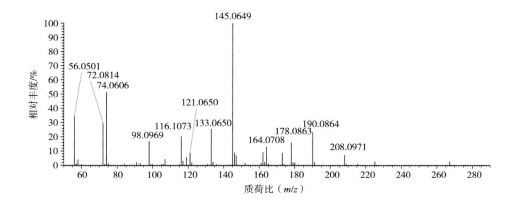

4 艾司洛尔
(Esmolol)

（1）化合物信息

中文名	艾司洛尔
别名	—
CAS 登录号	81147 – 92 – 4
分子式	$C_{16}H_{25}NO_4$
结构式	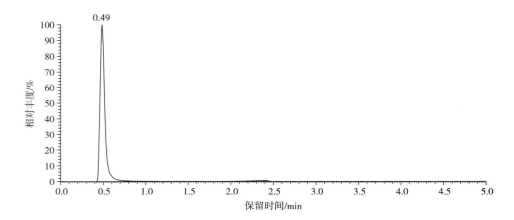
单一同位素相对分子质量	295.1783
离子加合形式	ESI 源，$[M+H]^+$
色谱保留时间	0.49min

（2）提取离子流色谱图

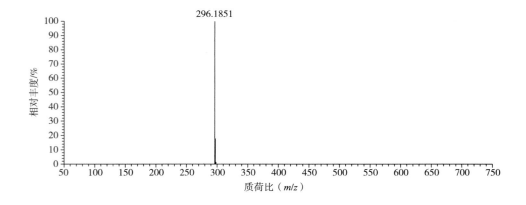

（3）母离子质谱图

食品中危害物液相色谱－四极杆－静电场轨道阱高分辨质谱图集：
食源性兴奋剂

（4）子离子质谱图

①碰撞能量10eV

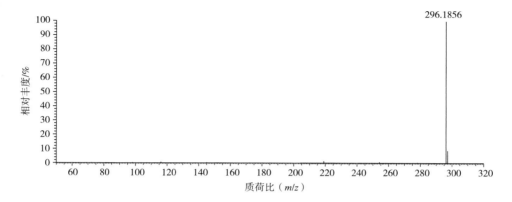

②碰撞能量35eV

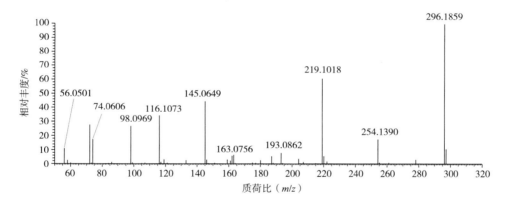

③碰撞能量55eV

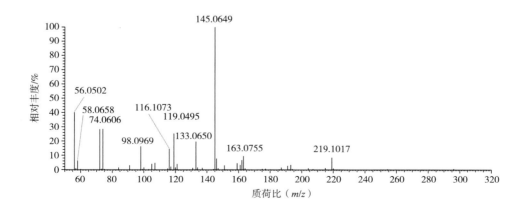

5 倍他洛尔
(Betaxolol)

（1）化合物信息

中文名	倍他洛尔
别名	倍他索洛尔、倍美多心安
CAS 登录号	63659 - 18 - 7
分子式	$C_{18}H_{29}NO_3$
结构式	
单一同位素相对分子质量	307.2148
离子加合形式	ESI 源，$[M+H]^+$
色谱保留时间	2.59min

（2）提取离子流色谱图

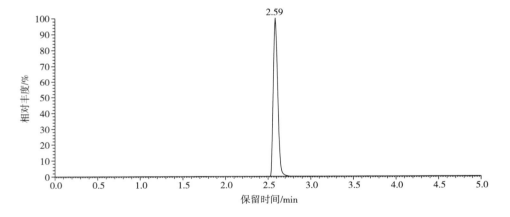

（3）母离子质谱图

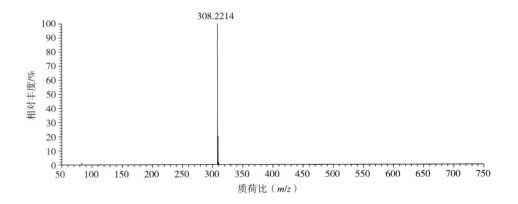

（4）子离子质谱图

①碰撞能量10eV

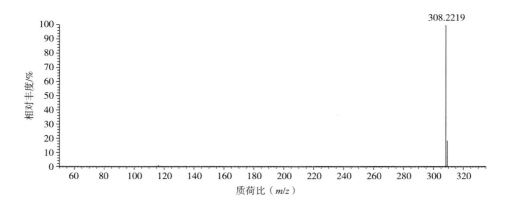

②碰撞能量35eV

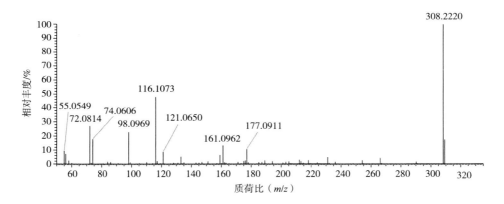

③碰撞能量55eV

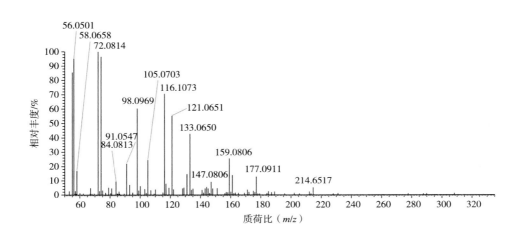

6 比索洛尔
(Bisoprolol)

（1）化合物信息

中文名	比索洛尔
别名	—
CAS 登录号	66722 – 44 – 9
分子式	$C_{18}H_{31}NO_4$
结构式	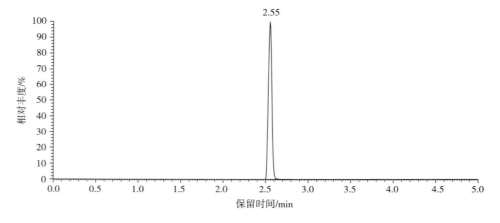
单一同位素相对分子质量	325. 2253
离子加合形式	ESI 源，［M + H］⁺
色谱保留时间	2. 55min

（2）提取离子流色谱图

（3）母离子质谱图

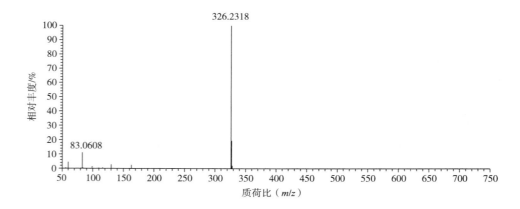

（4）子离子质谱图

①碰撞能量10eV

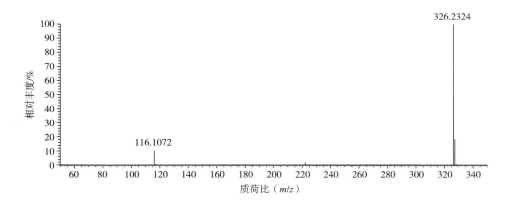

②碰撞能量35eV

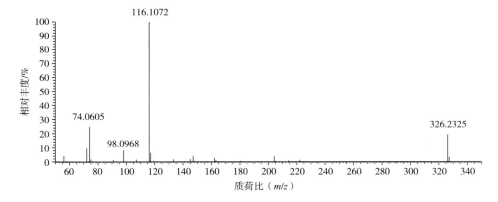

③碰撞能量55eV

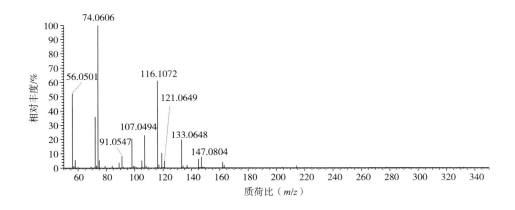

7 布诺洛尔
(Bunolol)

（1）化合物信息

中文名	布诺洛尔
别名	丁酮心安、丁萘酮心安
CAS 登录号	27591 – 01 – 1
分子式	$C_{17}H_{25}NO_3$
结构式	
单一同位素相对分子质量	291.1834
离子加合形式	ESI 源，[M + H]$^+$
色谱保留时间	2.34min

（2）提取离子流色谱图

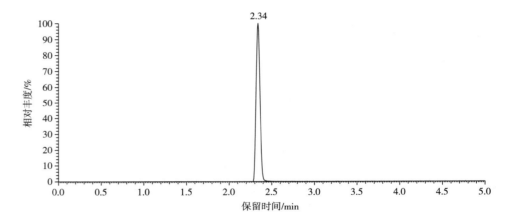

（3）母离子质谱图

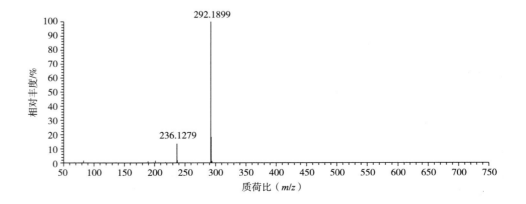

（4）子离子质谱图

①碰撞能量10eV

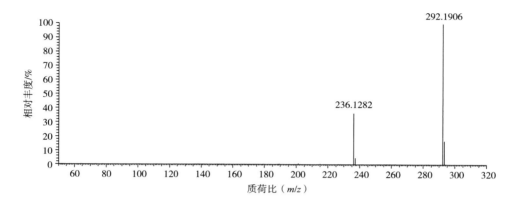

②碰撞能量35eV

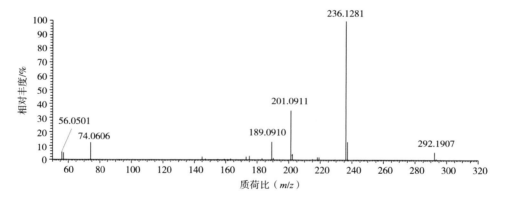

③碰撞能量55eV

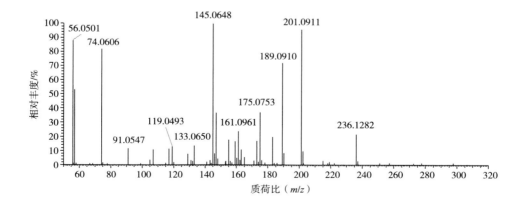

8 醋丁洛尔
(Acebutolol)

（1）化合物信息

中文名	醋丁洛尔
别名	醋丁酰心安
CAS 登录号	37517 - 30 - 9
分子式	C$_{18}$H$_{28}$N$_2$O$_4$
结构式	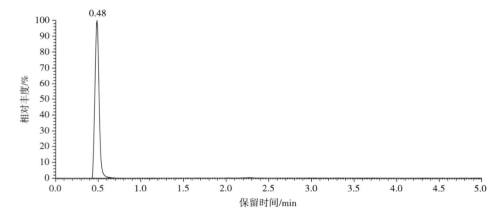
单一同位素相对分子质量	336. 2049
离子加合形式	ESI 源，［M + H］$^+$
色谱保留时间	0. 48min

（2）提取离子流色谱图

（3）母离子质谱图

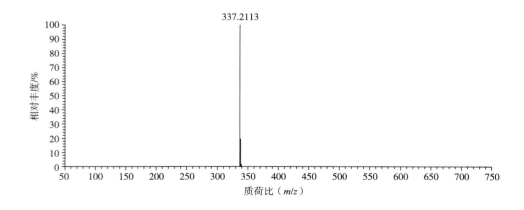

（4）子离子质谱图

①碰撞能量10eV

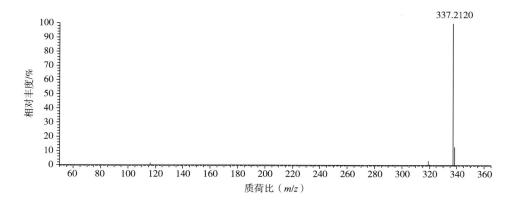

②碰撞能量35eV

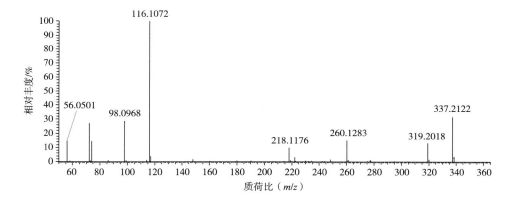

③碰撞能量55eV

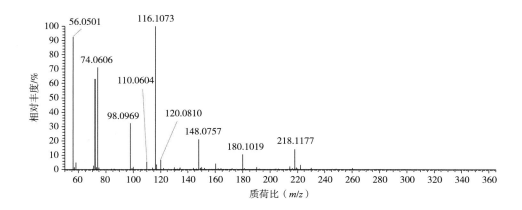

9 卡拉洛尔
(Carazolol)

（1）化合物信息

中文名	卡拉洛尔
别名	咔唑心安
CAS 登录号	57775 – 29 – 8
分子式	$C_{18}H_{22}N_2O_2$
结构式	
单一同位素相对分子质量	298.1681
离子加合形式	ESI 源，$[M+H]^+$
色谱保留时间	2.44min

（2）提取离子流色谱图

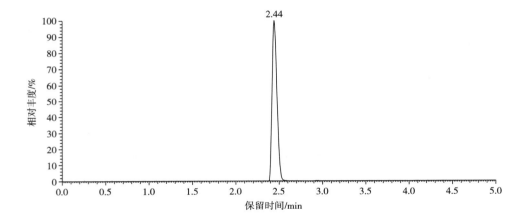

（3）母离子质谱图

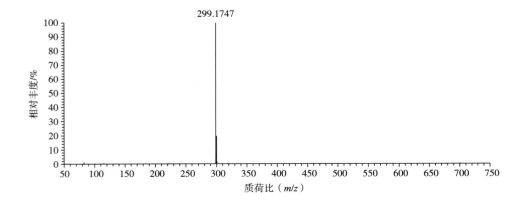

（4）子离子质谱图

①碰撞能量10eV

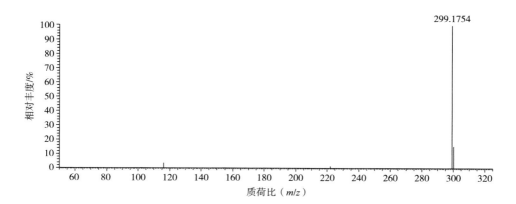

②碰撞能量35eV

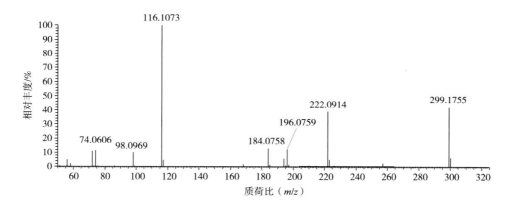

③碰撞能量55eV

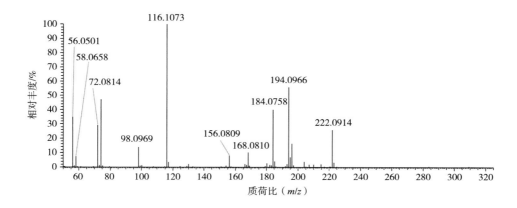

10 卡替洛尔
(Carteolol)

（1）化合物信息

中文名	卡替洛尔
别名	喹诺酮心安
CAS 登录号	51781 – 06 – 7
分子式	$C_{16}H_{24}N_2O_3$
结构式	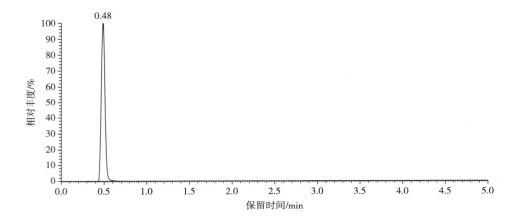
单一同位素相对分子质量	292.1787
离子加合形式	ESI 源，［M + H］⁺
色谱保留时间	0.48min

（2）提取离子流色谱图

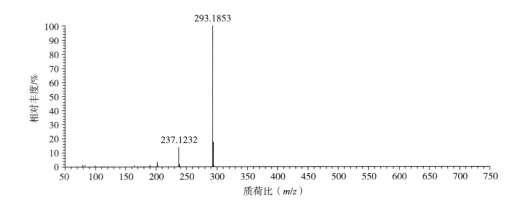

（3）母离子质谱图

食品中危害物液相色谱 – 四极杆 – 静电场轨道阱高分辨质谱图集：
食源性兴奋剂

（4）子离子质谱图

①碰撞能量10eV

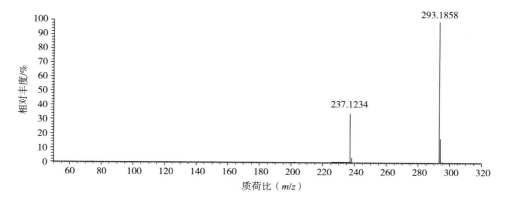

②碰撞能量35eV

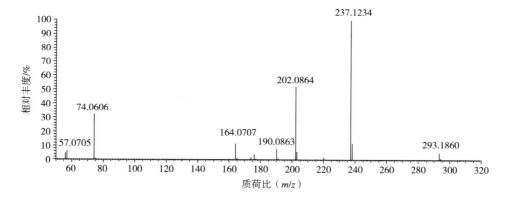

③碰撞能量55eV

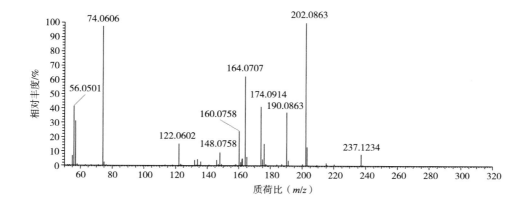

11 卡维地洛
(Carvedilol)

（1）化合物信息

中文名	卡维地洛
别名	卡维地罗
CAS 登录号	72956 – 09 – 3
分子式	C_{24}H_{26}N_2O_4
结构式	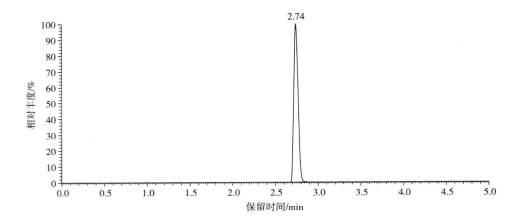
单一同位素相对分子质量	406.1893
离子加合形式	ESI 源，$[M+H]^+$
色谱保留时间	2.74min

（2）提取离子流色谱图

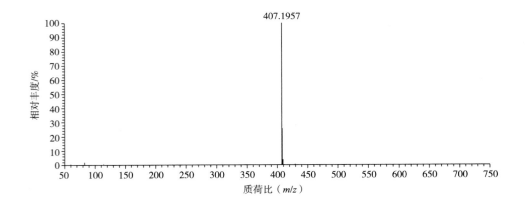

（3）母离子质谱图

（4）子离子质谱图

①碰撞能量10eV

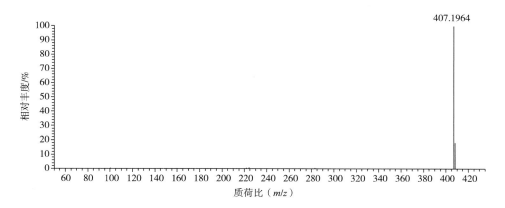

②碰撞能量35eV

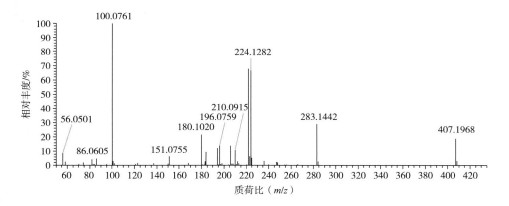

③碰撞能量55eV

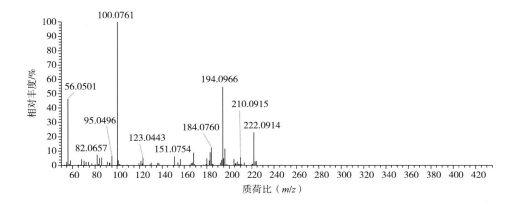

12 拉贝洛尔
(Labetalol)

（1）化合物信息

中文名	拉贝洛尔
别名	降压乐、拉本他乐
CAS 登录号	36894 – 69 – 6
分子式	$C_{19}H_{24}N_2O_3$
结构式	
单一同位素相对分子质量	328.1787
离子加合形式	ESI 源，[M + H]$^+$
色谱保留时间	0.48min

（2）提取离子流色谱图

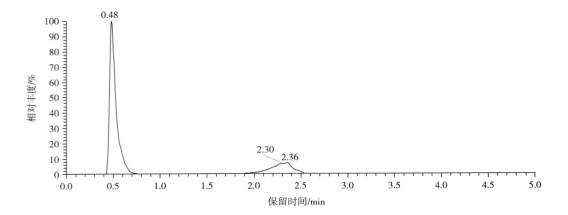

（3）母离子质谱图

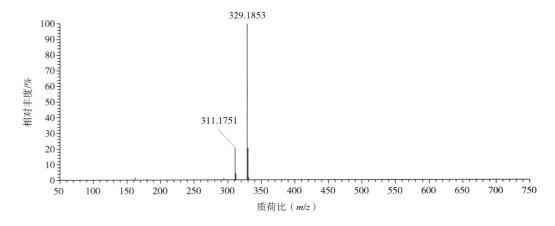

食品中危害物液相色谱 - 四极杆 - 静电场轨道阱高分辨质谱图集：
食源性兴奋剂

（4）子离子质谱图

①碰撞能量10eV

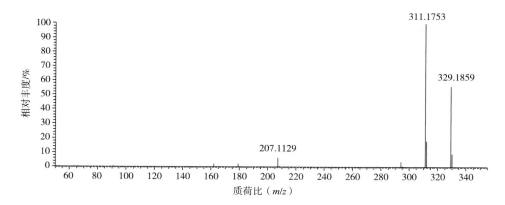

②碰撞能量35eV

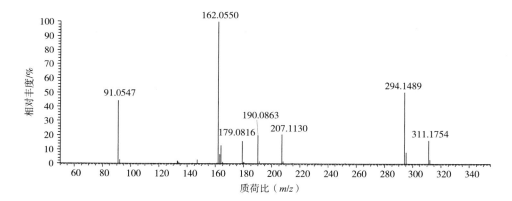

③碰撞能量55eV

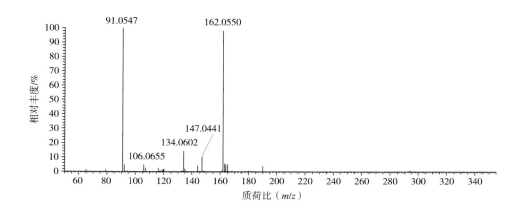

13 美托洛尔
(Metoprolol)

（1）化合物信息

中文名	美托洛尔
别名	美多心安、倍他乐克
CAS 登录号	37350 - 58 - 6
分子式	$C_{15}H_{25}NO_3$
结构式	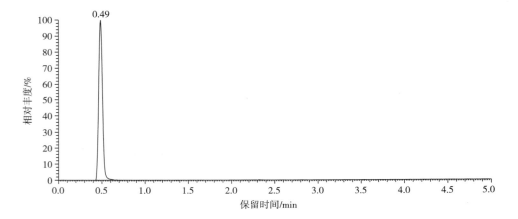
单一同位素相对分子质量	267. 1834
离子加合形式	ESI 源，$[M+H]^+$
色谱保留时间	0. 49min

（2）提取离子流色谱图

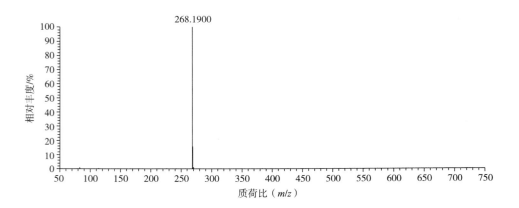

（3）母离子质谱图

（4）子离子质谱图

①碰撞能量 10eV

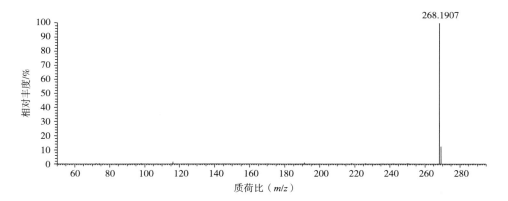

②碰撞能量 35eV

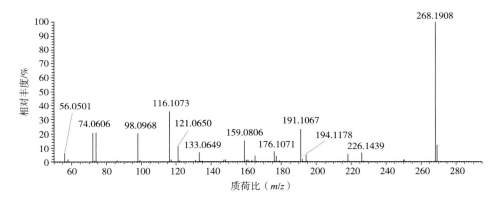

③碰撞能量 55eV

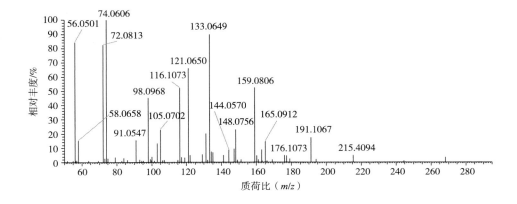

14 纳多洛尔
(Nadolol)

（1）化合物信息

中文名	纳多洛尔
别名	苯甲丁氮酮、萘羟心胺、康格多、康加尔多
CAS 登录号	42200 – 33 – 9
分子式	$C_{17}H_{27}NO_4$
结构式	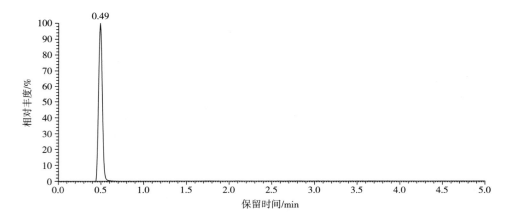
单一同位素相对分子质量	309.1940
离子加合形式	ESI 源，$[M+H]^+$
色谱保留时间	0.49min

（2）提取离子流色谱图

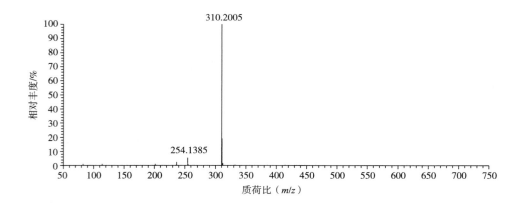

（3）母离子质谱图

食品中危害物液相色谱 – 四极杆 – 静电场轨道阱高分辨质谱图集：
食源性兴奋剂

（4）子离子质谱图

①碰撞能量10eV

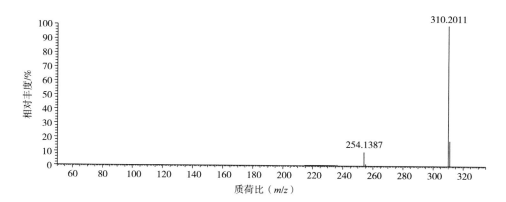

②碰撞能量35eV

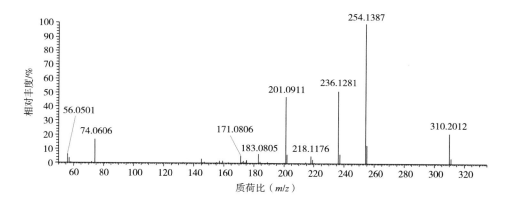

③碰撞能量55eV

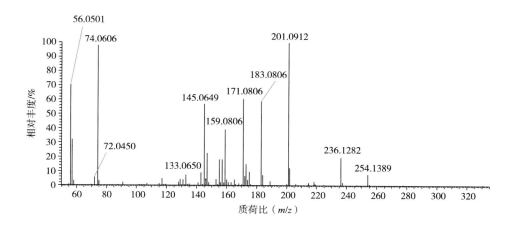

15 奈必洛尔
(Nebivolol)

（1）化合物信息

中文名	奈必洛尔
别名	莱必伍罗、奈比洛尔
CAS 登录号	99200 – 09 – 6
分子式	$C_{22}H_{25}F_2NO_4$
结构式	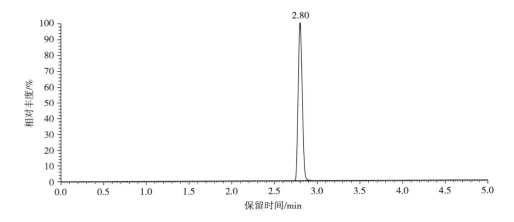
单一同位素相对分子质量	405. 1752
离子加合形式	ESI 源，［M + H］$^+$
色谱保留时间	2. 80min

（2）提取离子流色谱图

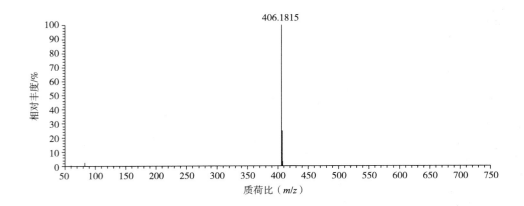

（3）母离子质谱图

食品中危害物液相色谱 – 四极杆 – 静电场轨道阱高分辨质谱图集：
食源性兴奋剂

（4）子离子质谱图

①碰撞能量 10eV

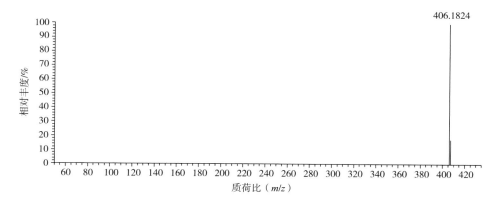

②碰撞能量 35eV

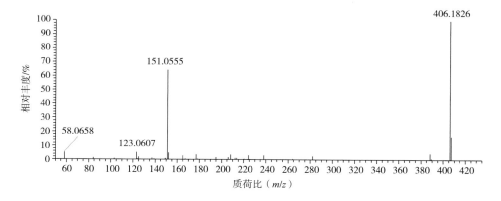

③碰撞能量 55eV

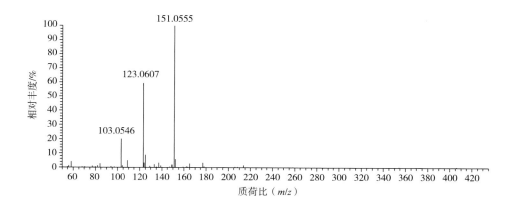

（1）化合物信息

中文名	普萘洛尔
别名	心得安
CAS 登录号	525－66－6
分子式	$C_{16}H_{21}NO_2$
结构式	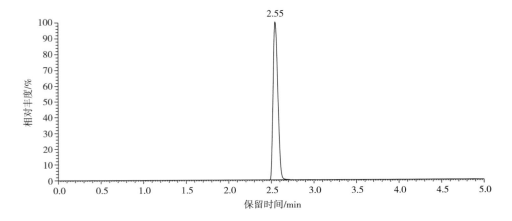
单一同位素相对分子质量	259.1572
离子加合形式	ESI 源，$[M+H]^+$
色谱保留时间	2.55min

（2）提取离子流色谱图

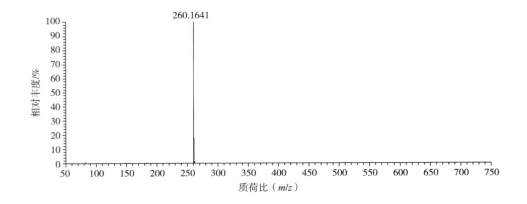

（3）母离子质谱图

食品中危害物液相色谱－四极杆－静电场轨道阱高分辨质谱图集：
食源性兴奋剂

（4）子离子质谱图

①碰撞能量10eV

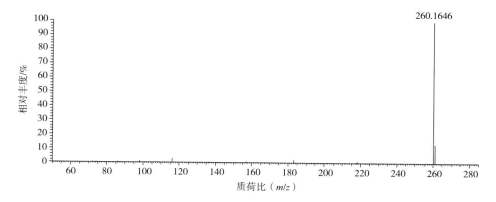

②碰撞能量35eV

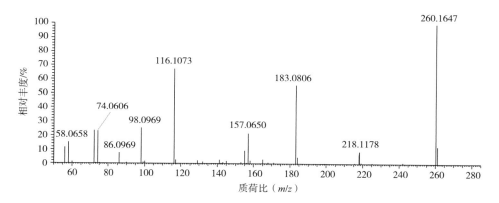

③碰撞能量55eV

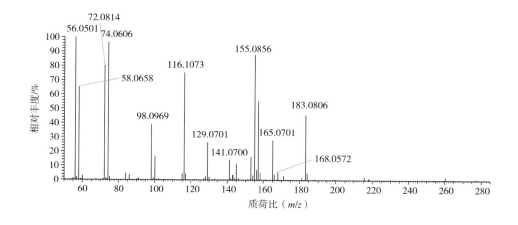

17 塞利洛尔
(Celiprolol)

（1）化合物信息

中文名	塞利洛尔
别名	西利洛尔
CAS 登录号	56980 – 93 – 9
分子式	$C_{20}H_{33}N_3O_4$
结构式	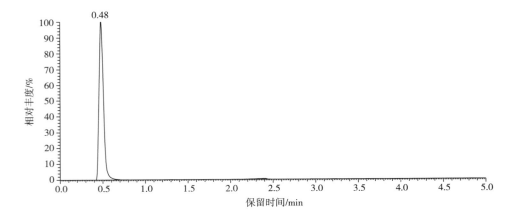
单一同位素相对分子质量	379.2471
离子加合形式	ESI 源，[M + H]$^+$
色谱保留时间	0.48min

（2）提取离子流色谱图

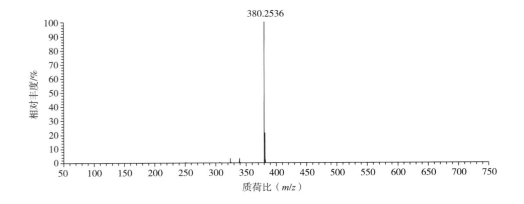

（3）母离子质谱图

食品中危害物液相色谱－四极杆－静电场轨道阱高分辨质谱图集：
食源性兴奋剂

（4）子离子质谱图

①碰撞能量10eV

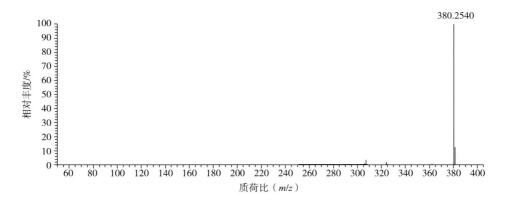

②碰撞能量35eV

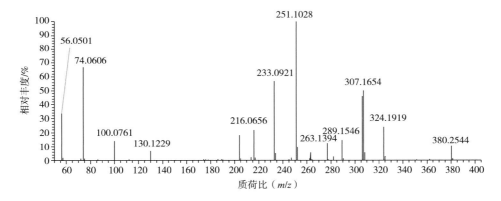

③碰撞能量55eV

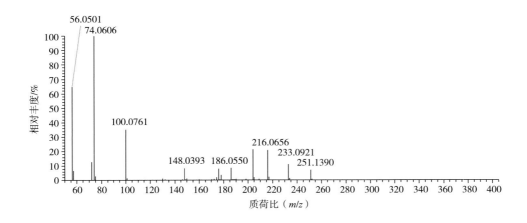

18 噻吗洛尔
(Timolol)

（1）化合物信息

中文名	噻吗洛尔
别名	噻吗心安
CAS 登录号	26839 – 75 – 8
分子式	$C_{13}H_{24}N_4O_3S$
结构式	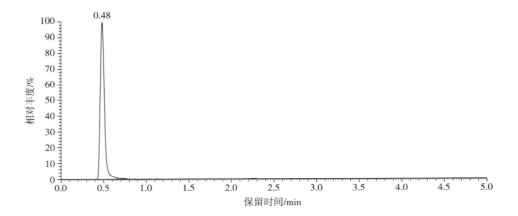
单一同位素相对分子质量	316. 1569
离子加合形式	ESI 源，［M + H］$^+$
色谱保留时间	0. 48min

（2）提取离子流色谱图

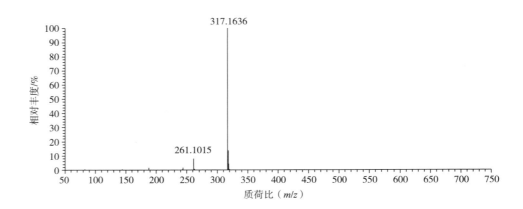

（3）母离子质谱图

（4）子离子质谱图

①碰撞能量10eV

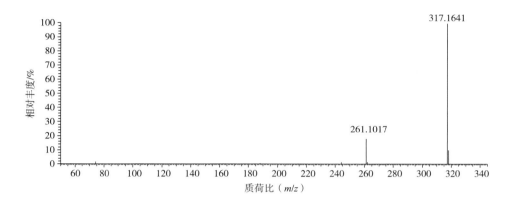

②碰撞能量35eV

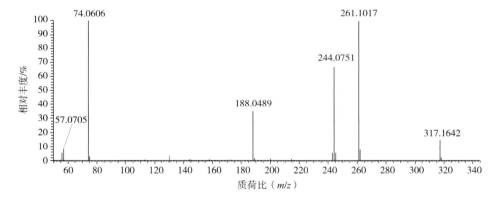

③碰撞能量55eV

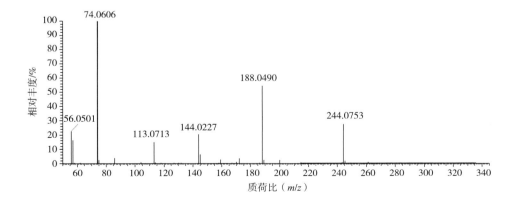

19 索他洛尔
(Sotalol)

（1）化合物信息

中文名	索他洛尔
别名	甲磺胺心定
CAS 登录号	3930 – 20 – 9
分子式	$C_{12}H_{20}N_2O_3S$
结构式	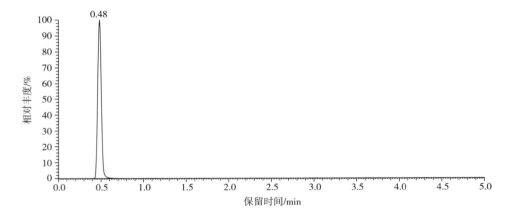
单一同位素相对分子质量	272.1195
离子加合形式	ESI 源，$[M+H]^+$
色谱保留时间	0.48min

（2）提取离子流色谱图

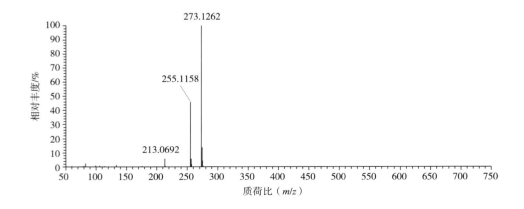

（3）母离子质谱图

（4）子离子质谱图

　①碰撞能量10eV

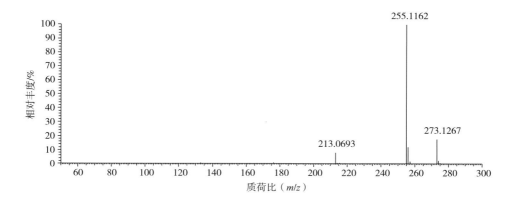

　②碰撞能量35eV

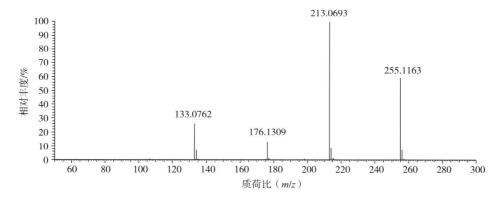

　③碰撞能量55eV

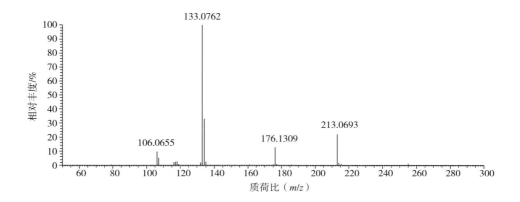

20 氧烯洛尔
(Oxprenolol)

（1）化合物信息

中文名	氧烯洛尔
别名	心得平
CAS 登录号	6452 – 71 – 7
分子式	$C_{15}H_{23}NO_3$
结构式	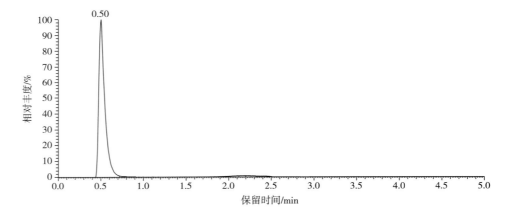
单一同位素相对分子质量	265. 1678
离子加合形式	ESI 源，[M + H]$^+$
色谱保留时间	0. 50min

（2）提取离子流色谱图

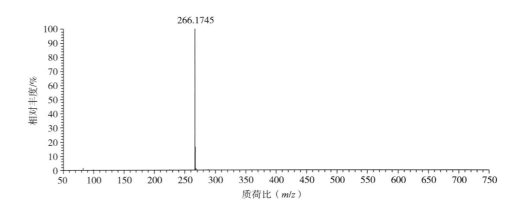

（3）母离子质谱图

（4）子离子质谱图

①碰撞能量 10eV

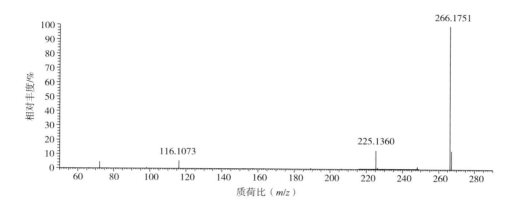

②碰撞能量 35eV

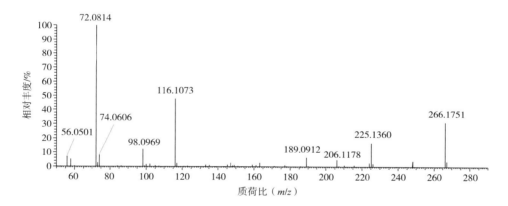

③碰撞能量 55eV

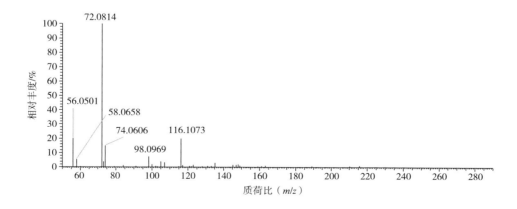

21 吲哚洛尔
(Pindolol)

（1）化合物信息

中文名	吲哚洛尔
别名	心得静、吲哚心安
CAS 登录号	13523 - 86 - 9
分子式	$C_{14}H_{20}N_2O_2$
结构式	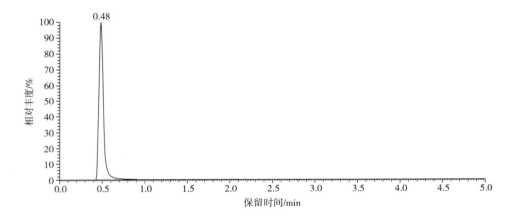
单一同位素相对分子质量	248.1525
离子加合形式	ESI 源，$[M + H]^+$
色谱保留时间	0.48min

（2）提取离子流色谱图

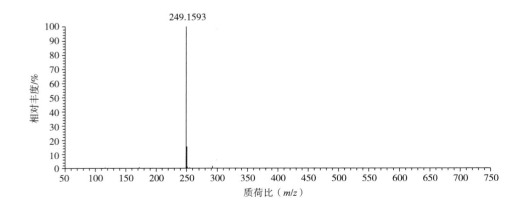

（3）母离子质谱图

食品中危害物液相色谱 - 四极杆 - 静电场轨道阱高分辨质谱图集：
食源性兴奋剂

（4）子离子质谱图

①碰撞能量 10eV

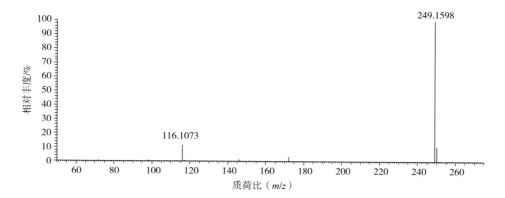

②碰撞能量 35eV

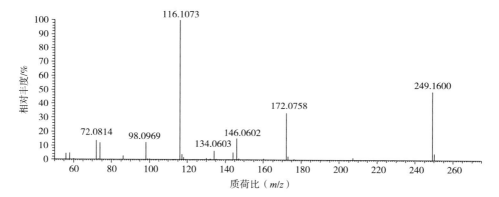

③碰撞能量 55eV

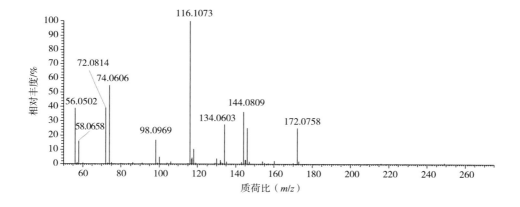

参考文献

［1］体育总局反兴奋剂中心. 体育总局反兴奋剂中心体反兴奋剂字［2021］584 号：体育总局反兴奋剂中心关于印发《大型赛事食源性兴奋剂防控工作指南》的通知［EB/OL］.（2021 – 11 – 23）［2022 – 05 – 16］. https：//www. chinada. cn/contents/9/3263. html.

［2］中国反兴奋剂中心. 世界反兴奋剂条例 国际标准 禁用清单（2023 年中英文对照版）［EB/OL］.［2023 – 08 – 14］. https：//www. chinada. cn/upload/files/2022/12/2023 禁用清单翻译 – 附件. pdf.

298